AF464402

DES

EAUX MINÉRALES ALCALINES

DE VICHY

Imprimerie et lithographie de FÉLIX MALTESTE et Cie, rue des Deux-Portes-St-Sauveur.

DES
EAUX MINÉRALES ALCALINES
DE VICHY,

CONSIDÉRÉES

COMME MOYEN FONDANT ET RESOLUTIF DANS LES AFFECTIONS CHRONIQUES, ET PARTICULIÈREMENT DANS CELLES DES ORGANES ABDOMINAUX;

PAR

CHARLES PETIT,

Docteur en médecine, membre de la Société de médecine de Paris, Associé correspondant de l'Académie royale des Sciences de Turin, chevalier de la Légion-d'Honneur, médecin-inspecteur-adjoint des eaux de Vichy.

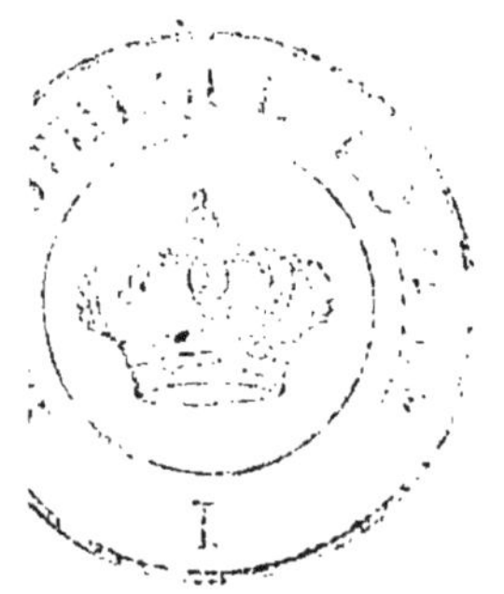

PARIS,
CHEZ J.-B. BAILLIÈRE,
LIBRAIRE DE L'ACADÉMIE ROYALE DE MÉDECINE,
RUE DE L'ÉCOLE DE MÉDECINE, 17.
A LONDRES,
CHEZ BAILLIÈRE, 219, REGENT-STREET.

1843

DES
EAUX MINÉRALES ALCALINES
DE VICHY,

CONSIDÉRÉES

COMME MOYEN FONDANT ET RÉSOLUTIF DANS LES AFFECTIONS CHRONIQUES, ET PARTICULIÈREMENT DANS CELLES DES ORGANES ABDOMINAUX.

PREMIÈRE PARTIE.

Considérations générales.

Les eaux minérales sont, sans contredit, le moyen le plus puissant que la médecine ait à sa disposition pour combattre les affections chroniques. L'expérience de tous les temps en a démontré l'efficacité dans ce cas, de manière à ne pouvoir plus désormais être contestée. On sait même qu'elles ont souvent réussi à guérir certaines affections qui, combattues inutilement par tous les moyens ordinaires, étaient considérées comme incurables. Aussi n'est-il pas douteux pour moi que si les médecins qui pratiquent loin des sources minérales avaient pu être à même d'en étudier l'action, que s'ils savaient mieux tout le parti que l'on peut en tirer dans un grand nombre de cas. lorsqu'elles sont employées à propos, l'on verrait beaucoup moins d'affections chroniques se perpétuer et acquérir souvent une telle gravité qu'elles ne trouvent plus alors que des remèdes impuissans.

Je suis loin de croire cependant, et surtout de vouloir persuader que les eaux minérales sont une panacée, un remède infaillible dans tous les cas d'affections chroniques; car quel est le remède qui, même employé dans les conditions où il semble le mieux indiqué, guérit toujours? Je crois seulement qu'elles sont un moyen puissant et qui demande même souvent à être employé avec la plus grande prudence; et que, différentes entre elles par leur température, par la nature, le nombre et la proportion des principes salins et gazeux qu'elles tiennent en dissolution, elles doivent nécessairement trouver toutes leur application et avoir chacune leur degré d'efficacité dans certains cas donnés; car il ne faut pas oublier que nos maladies, lors même qu'elles affectent les mêmes organes et qu'elles se présentent sous des apparences extérieures à peu près semblables, se distinguent souvent, au fond, par des caractères très tranchés qui tiennent, soit à des dispositions constitutionnelles différentes, soit à l'existence, chez quelques individus, de certains vices héréditaires, soit à la prédominance de tel ou tel organe ou système d'organes, soit enfin à une multitude de causes prédisposantes diverses qui doivent nécessairement en faire modifier le traitement suivant les cas, et, par conséquent, être appréciées avec le plus grand soin, lorsqu'il s'agit de faire un choix entre plusieurs sources minérales.

Mais c'est aux médecins, qui sont plus particulièrement appelés, par leur position, à employer les eaux minérales, d'en faire connaître consciencieusement les propriétés à leurs confrères, à préciser autant que possible, d'après l'expérience qu'ils ont acquise, les cas dans lesquels elles peuvent être employées avec le plus d'avantage, le degré d'efficacité qu'il est permis d'en espérer dans chacun d'eux, et les conditions qui doivent quelquefois en contre-indiquer l'emploi. Seulement, doivent-ils se borner toujours et uniquement à constater les résultats, favorables ou non, de leur action sur les malades? Cette action n'est-elle susceptible d'aucune interprétation? Ne peut-on pas enfin, au moins pour les eaux qui ont un caractère bien tranché, par la prédominance de quelques-uns de leurs principes minéralisateurs, donner la raison principale, essentielle de cette action, et arriver ainsi à des données plus précises sur les résultats que l'on peut en attendre dans certains cas? C'est sous ce point de vue que je me propose d'examiner le mode d'action des eaux de Vichy que j'ai été à même d'étudier d'une manière particulière.

Les eaux alcalines, comme toutes les eaux minérales, ont d'abord incontestablement une action qui s'exerce sur la vitalité de nos organes, et qui tient à la température plus ou moins élevée à laquelle on les emploie, peut-être même à la nature particulière de cette température, et à l'impression plus ou moins vive que produisent sur les membranes muqueuses et sur la peau les principes qui les minéralisent, d'où il résulte une excitation qui se propage par de nombreuses sympathies aux organes affectés, et ensuite une réaction nécessaire à la résolution des affections chroniques. Cette action est proportionnée à la quantité que les malades en boivent, à l'étendue des surfaces sur lesquelles elles sont appliquées, à la durée des bains et à l'activité plus ou moins grande de l'absorption chez chaque individu; et elle demande d'autant plus de surveillance et même de tâtonnemens de la part du médecin, pour éviter de dépasser le degré d'excitation qu'il est nécessaire de produire, qu'elle est toujours proportionnée à la susceptibilité nerveuse propre à chaque malade, si difficile ordinairement à préjuger, et qu'il est, par conséquent, presque impossible d'en calculer les effets à l'avance avec quelque certitude. Mais, indépendamment de cette action des eaux minérales, qu'il ne faut pas négliger et qui doit même, ainsi que je viens de le dire, être toujours surveillée avec le plus grand soin par le médecin, n'en est-il pas une autre, particulière à chacune d'elles, toute spéciale, et qui doit dépendre de la nature des principes qu'elles tiennent en dissolution? En effet ces principes, absorbés et portés par la circulation dans tous nos tissus, en même temps qu'ils y produisent une certaine excitation, ne saturent-ils pas toutes nos humeurs, et ne peuvent-ils pas ainsi leur faire subir des modifications capables d'exercer une influence plus ou moins grande sur le succès ou l'insuccès du traitement des affections contre lesquelles ces eaux sont employées? Sans doute, les principes qui les minéralisent sont quelquefois si nombreux et dans des proportions relatives telles qu'il en résulte alors nécessairement une combinaison d'action qu'il sera toujours difficile, souvent même impossible d'interpréter complètement, et que longtemps encore les médecins seront condamnés, dans de telles circonstances, à jouer le rôle de simples observateurs, chargés d'enregistrer les résultats obtenus; cependant lorsqu'elles contiennent un élément qui prédomine sur tous les autres, et qui leur imprime un caractère qui les distingue de la manière la plus manifeste de toutes les autres eaux minérales, comme, par exemple, lesoufre, pour quelques-unes, le fer ou la soude, pour d'autres, ne serait-il pas possible d'apprécier l'action particulière de ce principe prédominant, indépendamment de celle des autres principes minéralisateurs moins importans, d'en suivre les effets sur nos humeurs, de les constater même rigoureusement à l'aide de la chimie, et d'en déduire des indications suffisantes pour guider les praticiens dans l'emploi qu'ils peuvent en faire?

Pour ne m'occuper ici que des eaux de Vichy, dans lesquelles le bi-carbonate de soude prédomine d'une manière si marquée sur les autres substances qui les minéralisent (1), les expériences de M. d'Arcet, celles de M. Chevallier et les observations en grand nombre que j'ai recueillies moi-même ne prouvent-elles pas que ce sel est facilement absorbé et mêlé à la circulation, et que sa présence se manifeste presque aussitôt dans nos humeurs, et surtout de la manière la plus prononcée dans l'urine et la transpiration qui, d'acides qu'elles étaient auparavant, acquièrent promptement des qualités alcalines? Cette action des eaux de Vichy, et qui appartient, à un degré plus ou moins prononcé, à toutes les eaux alcalines, ne peut-elle pas donner la raison principale des résultats souvent si remarquables que l'on en obtient, comme moyen fondant et résolutif, et que toutes les

(1) Voici, d'après l'analyse qui en a été faite, en 1825, par M. Longchamp les substances qu'elles contiennent par litre :

SUBSTANCES contenues DANS LES EAUX.	SOURCES.						
	Grande Grille.	Chomel.	Grand Bassin	De l'hôpital.	Des Acacias.	Lucas.	Des Célestins.
	Litre.	Litre.	Litre.	Litre.	Litre.	Litre.	Litre.
Acide carbonique...	0,475	0,499	0,534	0,494	0,649	0,540	0,562
	Gr.	Gr.	Gr.	Gr.	Gr.	Gr.	Gr.
Carbonate de soude	4,9814	4,9814	4,9814	5,0513	5,0513	5,0863	5,3240
— de chaux...	0,3498	0,3488	0,3429	0,5223	0,5668	0,5005	0,6103
— de magnésie.	0,0849	0,0852	0,0867	0,0952	0,0972	0,0970	0,0725
Muriate de soude...	0,5700	0,5700	0,5700	0,5426	0,5426	9,5463	0,5790
Sulfate de soude....	0,4725	0,4725	0,4725	0,4202	0,4202	0,3933	0,2754
Oxide de fer........	0,0029	0,0031	0,0066	0,0020	0,0170	0,0029	0,0059
Silice..............	0,0736	0,0721	0,0726	0,0478	0,0510	0,0415	0,1131
Totaux.....	6,5351	6,5331	6,5327	6,6814	6,7461	6,6678	6,9802

observations recueillies depuis des siècles ont rendus maintenant inconstestables ?

Mais, pour bien comprendre l'action des eaux de Vichy dans les affections chroniques, il est nécessaire de se rappeler dans quel état se trouvent, dans ce cas, les organes affectés, quel changement s'est opéré dans leur texture, quelles sont enfin les modifications anatomiques qu'ils ont subies, par suite de ces affections. C'est ce que j'examinerai d'abord, et, à ce sujet, je reproduirai, en les complétant, quelques idées que j'ai déjà émises dans un mémoire que j'ai publié en 1836 (1); je dirai ensuite quels sont les cas dans lesquels ces eaux me paraissent produire les meilleurs résultats, et quelles sont les conditions qui doivent en commander ou en faire ajourner l'emploi, ainsi que celles dans lesquelles elles ne peuvent plus avoir aucune chance de succès, à cause de la période trop avancée de la maladie, et pourraient même être nuisibles, en en accélérant la marche d'ailleurs nécessairement funeste.

Il est bien entendu que je n'entends parler que des affections qui ont revêtu, dans l'origine, une des formes plus ou moins aiguës des maladies inflammatoires. Or, on sait que ces maladies se développent toujours sous l'influence d'une cause irritante quelconque, et qu'elles amènent toutes à leur suite la tuméfaction et l'épaississement des parties qu'elles ont envahies. Ainsi, si l'on s'en rapporte aux expériences microscopiques qui ont été faites, dans ce cas, par Wilson Philip, Hastings et Thomson, en Angleterre, et par Kaltenbrunner, en Allemagne, voici ce qu'on observe : pendant la première période, celle d'accroissement ou de congestion, le sang afflue beaucoup plus abondamment qu'à

(1) De l'efficacité et particulièrement du mode d'action des eaux de Vichy, dans les maladies désignées sous le nom d'obstructions ou d'engorgemens chroniques.

l'ordinaire dans la partie irritée. La circulation est d'abord accélérée, et les vaisseaux capillaires sont plus ou moins distendus. La métamorphose du sang artériel en sang veineux est interrompue ; les globules offrent une teinte vive ; tendent, suivant Kaltenbrunner, à se coller ensemble et forment souvent de petits caillots qui passent par les canaux capillaires et reparaissent dans les veines. Si l'irritation continue, et que l'inflammation fasse des progrès, le sang continuant à s'accumuler, son mouvement se ralentit bientôt, se dérange, devient incertain ; il semble osciller dans ses canaux, sa coagulation augmente, puis il s'arrête tout-à-fait. Les parois des vaisseaux, distendues outre mesure, laissent échapper, dans les mailles du parenchyme, une matière coagulable, de nature albumineuse, qui vient encore accroître la tuméfaction et l'induration de la partie malade. Lorsque l'inflammation est grave et qu'elle dure longtemps, les stases du sang se manifestent dans plusieurs points à la fois, et la tuméfaction est alors beaucoup plus étendue.

En général, après une certaine durée, l'irritation venant à diminuer, l'inflammation et le gonflement commencent à décroître ; la circulation se calme et revient graduellement à l'état normal ; la congestion locale cesse, et la matière coagulable, qui constituait l'engorgement, est reprise par les vaisseaux absorbans et rentre dans la circulation ; mais cette augmentation de volume et de dureté ne se dissipe pas toujours aussi heureusement. Soit que la cause irritante ait longtemps persisté, soit que l'inflammation n'ait pas été soignée dès le principe et par des moyens convenables, il arrive quelquefois que la résolution ne se fait pas ou qu'elle est incomplète ; l'engorgement subsiste, quoique les autres symptômes disparaissent ; souvent même, au lieu de rester stationnaire, il fait de nouveaux progrès. Devenant par elle-même une cause persévérante d'irritation, la matière coagulable continue à s'accumuler dans le parenchyme et dans les vaisseaux capillaires du voisinage ; elle s'y concrète, et la tumeur s'étend ainsi du centre à la circonférence.

L'étendue et la consistance de ces engorgemens varient nécessairement, suivant le volume naturel et la texture de l'organe affecté ; mais leur mode de développement est partout le même (1), et la matière qui les constitue paraît être, dans tous les cas, presque entièrement composée d'albumine et d'une plus ou moins grande quantité de fibrine que le sang a déposées et qui sont coagulées dans les mailles du parenchyme et dans les vaisseaux capillaires de la partie malade.

Si maintenant l'on fait attention que l'albumine et la fibrine, que nous voyons former la base des engorgemens chroniques, sont solubles dans les alcalis, et si l'on se rappelle avec quelle facilité l'usage des eaux de Vichy non seulement rend alcalines les sécrétions qui sont naturellement acides ou à l'état neutre, mais encore augmentent l'alcalinité de tous ceux de nos liquides qui sont déjà naturellement alcalins, ne semble-t-il pas très vraisemblable qu'en soumettant les malades à l'action de ces eaux, le sang devenant plus fluide, par cela même qu'il est rendu plus alcalin, la matière coagulée qui constitue les engorgemens est alors plus facilement pénétrée et imbibée par lui, et se trouve sous l'influence d'une action chimique qui tend à la ramollir, à la faire passer de l'état concret, où elle est, à

(1) Les engorgemens de la rate qui sont si communs dans le pays où règnent habituellement des fièvres intermittentes, et qui acquièrent quelquefois un volume si considérable, me paraissent cependant devoir faire exception à cette règle. Dans ce cas, le sang est plutôt refoulé dans la rate, pendant les accès de fièvre, qu'il n'y est appelé par une cause irritante ayant son siége dans cet organe lui-même. Ce n'est que quand, sous l'influence des mêmes causes, il en a souvent distendu les cellules, qu'il s'y est coagulé, qu'enfin, il y a formé un engorgement, qu'il peut y devenir, par lui-même, une cause d'irritation, et y amener de nouveaux désordres.

l'état liquide, et qui la met ainsi dans des conditions favorables à l'absorption? En admettant cette explication, on conçoit parfaitement comment s'opère la résolution des engorgemens. En même temps que la matière qui les forme est ramenée à l'état liquide, les vaisseaux capillaires, relâchés et distendus depuis un temps plus ou moins long, se trouvent stimulés, excités à un certain degré par l'action que les principes minéralisateurs des eaux exercent sur leur vitalité, et ils reprennent alors leur faculté d'absorption, avec la force par laquelle ils doivent se débarrasser de cette matière, et la rendre à la circulation. La marche que suit la résolution s'accorde aussi parfaitement avec cette explication. Ainsi, ce n'est qu'après un certain temps, quinze à vingt jours par exemple, et quelquefois beaucoup plus, c'est-à-dire lorsque les malades se sont saturés, soit en buvant, soit en se baignant, des sels alcalins que contiennent les eaux de Vichy, que l'on commence à remarquer quelques changemens dans l'état des engorgemens. Le premier effet du traitement qui devient sensible alors, c'est une diminution dans la dureté des tumeurs, un commencement de ramollissement, et ce n'est qu'ensuite que l'on observe de la diminution dans leur volume. Ce qui est pour moi hors de doute encore, c'est que la guérison est d'autant plus prompte et plus sûre, que l'état des malades leur a permis de supporter une plus grande quantité d'eau.

Cette théorie ne s'applique pas seulement à l'action que les eaux de Vichy exercent dans les cas d'engorgemens proprement dits et parfaitement caractérisés, dont, par exemple, le foie, la rate, les ovaires ou les glandes mésentériques sont si souvent le siége; mais encore, et tout aussi bien, à celle par laquelle elles amènent la résolution des inflammations chroniques des organes membraneux, telles que celles de l'estomac et du canal intestinal, parce que, dans ces derniers cas, comme dans les précédens, en même temps qu'il est nécessaire de modifier la vitalité des organes malades, il y a aussi ordinairement un épaississement plus ou moins considérable des tissus, une sorte d induration et d'obstruction, qui réclame l'action fondante de la soude. Cet état d'épaississement et d'induration des tissus est même, ainsi que l'a parfaitemeut démontré M. le professeur Andral, dans sa *Clinique Médicale*, un caractère qui appartient exclusivement aux affections chroniques, ou, pour parler plus exactement, qui en est, à un degré plus ou moins marqué, un effet presque constant. M. Andral en fait remarquer l'existence dans les cas d'inflammation chronique des voies aériennes, de la membrane muqueuse de l'œil, de celle de l'urètre, de l'enveloppe cutanée, des tissus séreux et synovial, ainsi que de l'estomac et du canal intestinal, toutes les fois que ces organes ou ces tissus en ont été longtemps le siège. Cet état d'épaississement et d'induration ne se borne pas toujours, dans ces divers cas, aux membranes muqueuse, séreuse ou cutanée ; il s'étend le plus souvent aux tissus subjacens. Il arrive même fréquemmment qu'après un temps plus ou moins long de l'existence d'une inflammation chronique, la membrane superficielle de la partie malade reprend plus ou moins complétement l'aspect qu'elle avait dans l'état sain, tandis que l'induration des tissus subjacens persiste. « Ainsi, dit le savant professeur » que je viens de citer, après une inflammation plus ou » moins intense de la conjonctive, et lorsque cette mem» brane a repris sa blancheur et sa transparence accoutu» mées, le tissu cellulaire qui l'unit à la sclérotique peut » rester enflammé, infiltré de pus, s'épaissir , et devenir » le siége de diverses dégénérations. Ainsi, chez des indi» vidus qui avaient eu anciennement des gonorrhées, et » dont le canal de l'urètre était devenu le siége de rétrécis» semens, on a trouvé la membrane muqueuse très saine ; » mais, au dessous d'elle, le tissu cellulaire epaissi et in-

» duré. C'est encore ainsi que chez certains individus qui » ont eu longtemps une inflammation chronique d'une par» tie de la peau, qui, par exemple, ont longtemps porté » des ulcères aux jambes, le tissu cellulaire subjacent aux » portions malades de l'enveloppe cutanée s'enflamme » aussi, et conserve une dureté comme squirrheuse, long» temps après que toute trace d'inflammation s'est dissipée » sur la peau. Enfin je pourrais également citer des cas » d'inflammations aiguës ou chroniques des membranes » séreuses ou synoviales dans lesquels ces membranes » étant revenues à un état tout-à-fait sain, on a retrouvé » dans le tissu cellulaire subjacent des traces d'inflamma» tion chronique, telles qu'induration, épaississement squir» rheux, transformation fibreuse ou cartilagineuse, etc. »

Les recherches d'anatomie pathologique auxquelles ce médecin s'est livré lui ont montré les mêmes altérations dans les cas d'inflammation chronique de l'estomac et des intestins, c'est-à-dire que l'inflammation, qui a d'abord son siége dans la membrane muqueuse, se propage souvent, lorsqu'elle persiste longtemps, aux tissus subjacens, notamment aux deux couches celluleuses placées, l'une entre cette membrane et la musculaire, l'autre entre celle-ci et le péritoine, et que ses traces peuvent même s'effacer plus ou moins de la membrane muqueuse, et laisser cependant subsister diverses altérations dans les tissus subjacens: « Sur la » membrane muqueuse de l'estomac, dit-il, comme sur celle » de l'intestin, il m'a été plus d'une fois possible de suivre » en quelque sorte la dégradation de l'inflammation, de » pouvoir apprécier d'une manière plus ou moins rigou» reuse les divers intermédiaires par lesquels passait, pour » ainsi dire, la membrane muqueuse pour retourner de » l'état malade à l'état sain. Ainsi, en même temps qu'exis» taient diverses altérations des tuniques subjacentes, tantôt » je trouvais la membrane muqueuse rouge, épaisse, ra-

» mollie, quelquefois ulcérée; tantôt ces traces d'inflammation de la muqueuse étaient beaucoup moins évidentes; elle était, par exemple, molle, moins blanche; tantôt enfin, il était bien évident, d'après la nature des altérations, que la membrane muqueuse avait été beaucoup moins malade qu'elle ne le paraissait à l'époque où était faite l'inspection anatomique. Dans un cas, par exemple, que j'ai eu occasion d'observer à la Charité, avec mon ami et collaborateur M. Reynaud, nous avons trouvé la surface interne de l'estomac blanche dans toute son étendue; du côté du pylore il y avait une manifeste induration du tissu cellulaire sous-muqueux, avec hypertrophie de la membrane musculaire. Ces tissus, en s'éloignant du pylore, reprenaient leur aspect physiologique; puis, vers le milieu de l'estomac, les parois de cet organe présentaient un nouvel épaississement, une dureté comme cartilagineuse; cette induration résidait uniquement dans les diverses tuniques subjacentes à la muqueuse; dans toute l'étendue de cet épaississement, égale environ à celle d'une pièce de cinq francs, la membrane muqueuse elle-même n'existait plus. Il en résultait une altération tellement superficielle, avec bords blancs et fond également blanc au niveau des bords, qu'on ne l'apercevait pas au premier coup d'œil. Le fond était formé par le tissu cellulaire notablement épaissi. »

Enfin il ajoute :

« Lors même que la membrane muqueuse de l'estomac a repris sa blancheur, son épaisseur, sa consistance physiologique, et lorsque en même temps il y a induration des tissus subjacens, doit on regarder dans tous les cas cette membrane comme revenue à son état entièrement normal? Remarquez, dit-il, que dans plusieurs de ces cas où la membrane muqueuse paraît bien saine aux yeux de l'anatomiste, la digestion continue à être pénible, la-

» borieuse, telle en un mot qu'elle existe chez les individus » dont la membrane muqueuse présente, après la mort, des » traces plus ou moins prononcées de phlegmasie chronique. » Il semble donc que, dans les cas de ce genre, la membrane » muqueuse recouvre l'aspect qui, du moins pour nos fai- » bles moyens de recherches, constitue son état normal, » avant de recouvrer l'intégrité de ses fonctions ; il semble » qu'il y a une époque où déjà cette membrane n'est plus » enflammée, mais où elle n'a point encore la faculté d'im- » primer aux alimens la modification qui doit les transfor- » mer en chyme, quel que soit d'ailleurs le procédé physique, » chimique ou vital, par lequel s'opère cette transforma- » tion. »

Ainsi, comme on le voit, l'état d'épaississement et d'induration des tissus paraît être une conséquence nécessaire, inévitable de toute inflammation qui persiste un certain temps ; et, dans les affections des organes membraneux, il ne suffit pas que la membrane superficielle par laquelle l'inflammation a débuté ait repris une apparence normale pour que ses fonctions s'exécutent d'une manière satisfaisante.

Dans les inflammations de l'estomac et des intestins, par exemple, il faut, pour que les fonctions digestives puissent s'accomplir d'une manière parfaite, que la sécrétion que fournit la membrane muqueuse ait entièrement recouvré ses qualités physiologiques ; or, il ne suffit pas, pour cela, que cette membrane soit modifiée dans toute son épaisseur, et jusque dans ses cryptes muqueux chargés d'élaborer la sécrétion qui doit la lubrifier, qu'elle soit enfin complètement revenue à l'état sain ; il faut encore que l'induration dont les tissus subjacens peuvent être le siége ait entièrement disparu, toutes modifications qui ne peuvent s'obtenir, surtout lorsque la maladie est ancienne, que par un traitement ordinairement long, demandant quelquefois, par exemple, de la part des malades, une persévérance de plusieurs années.

Malheureusement ceux-ci se décident souvent trop tard à se soigner sérieusement : au lieu de le faire lorsque la maladie n'est pas encore arrivée à une période trop avancée, lorsqu'il est encore facile d'en arrêter les progrès et de s'en débarrasser tout-à-fait, ils attendent indéfiniment, continuant à digérer plus ou moins péniblement, laissant le mal s'enraciner de plus en plus, l'aggravant même trop souvent par des écarts de régime, et espérant toujours que le temps seul pourra leur rendre la santé; et c'est ainsi que les affections gastro-intestinales, comme toutes les affections chroniques, finissent par acquérir une telle gravité qu'il est alors très difficile de les guérir; c'est ainsi que se forment ces indurations des tissus dont nous venons de parler, et qui, négligées trop longtemps, deviennent enfin le siège d'affections squirrheuses et de diverses dégénérations contre lesquelles les ressources de la médecine sont alors complètement impuissantes.

La première condition de l'emploi des eaux minérales dans les affections chroniques, c'est que ces affections soient bien réellement arrivées à l'état chronique, c'est-à-dire qu'il n'y ait plus ou presque plus de douleur et surtout de fièvre, que tous les symptômes qui indiquent une période un peu aiguë aient été suffisamment combattus, qu'ils aient même déjà cessé d'exister depuis un certain temps, et qu'il n'y ait pas non plus ailleurs, du moins dans aucun organe essentiel à la vie, de complication inflammatoire. Il est également nécessaire de s'assurer si le malade que l'on veut soumettre à l'action des eaux minérales n'a aucun organe qui soit le siège d'une affection organique plus ou moins avancée, de quelque dégénération qui en contre-indiquerait l'usage, et contre laquelle elles pourraient même être plus nuisibles qu'utiles. Il est donc d'une grande importance qu'avant tout traitement le médecin explore tous les organes avec soin, qu'il les interroge en quelque sorte successivement, et qu'il apprécie en même temps l'habitude extérieure des malades, le degré d'altération de la nutrition qu'ils peuvent présenter, et la diminution plus ou moins grande de leurs forces. Il ne doit enfin négliger aucun des caractères qui peuvent lui donner en quelque sorte la mesure des altérations des organes affectés.

Dans tous les cas où elles sont employées, les eaux minérales alcalines agissent à la manière des remèdes *altérans*, c'est-à-dire qu'en se mêlant au sang et en pénétrant tous nos tissus, les principes qui les minéralisent exercent une action sur nos humeurs, les modifient d'une manière particulière, mais lentement, insensiblement, et sans provoquer aucune sécrétion ni évacuation bien sensible. C'est ainsi que l'on voit tous les jours des engorgemens volumineux et profonds de certains viscères disparaître, sans qu'il se produise le plus souvent aucune crise apparente, sans que le traitement ait provoqué aucune évacuation qui puisse donner l'explication des résultats obtenus. Cette action des eaux minérales alcalines, pour être lente et insensible, n'en est donc pas moins très puissante; mais comme ses effets se font rarement sentir immédiatement d'une manière bien prononcée, qu'on ne peut quelquefois constater aucune amélioration qu'après un temps plus ou moins long de leur usage, et qu'il faut même souvent, pour pouvoir en bien apprécier les résultats, attendre plusieurs semaines et même plusieurs mois après la cure, il en résulte que cette médication ne satisfait pas toujours, pendant le séjour qu'ils font aux eaux, certains malades qui ne prennent une opinion favorable d'un remède qu'autant qu'ils en voient des résultats immédiats, des effets plus ou moins prononcés, tels que des évacuations répétées ou des sueurs plus ou moins abondantes, qui puissent fournir à leur esprit une explication quelconque de la cessation de leur mal. Je ne combattrai pas cette opinion sur l'action prétendue désobstruante des évacuans, dans les cas d'engorgemens des viscères abdominaux, car il n'est pas un médecin qui ne sache qu'on ne guérit pas ces affections par l'usage même longtemps continué de purgatifs proprement dits, et qu'au contraire ils aggravent plus souvent l'état des malades qu'ils ne l'améliorent; je dirai seulement qu'il est fâcheux que cette opinion soit aussi généralement accréditée parmi les malades, parce qu'elle est funeste à un grand nombre qui croient toujours trouver dans les évacuans, surtout lorsqu'ils sont décorés d'un nom qui parle à leur imagination, le remède à tous leurs maux.

Cependant les eaux minérales alcalines, comme tous les remèdes altérans, ne sont pas toujours sans quelques résultats appréciables sur l'économie. Lorsque les malades en font usage pendant un certain temps, que la dose en est graduellement élevée, que toute la masse des humeurs s'est plus ou moins graduellement chargée de leurs principes minéralisateurs, lorsqu'enfin on arrive à l'état plus ou moins prononcé de saturation, il se manifeste divers phénomènes qui méritent d'être étudiés, et qui doivent même appeler toute l'attention du médecin, parce qu'ils doivent lui servir de guide dans la direction à donner au traitement, lui indiquer jusqu'à quel point il peut augmenter les doses, ou si, au lieu de les augmenter, il ne faut pas au contraire les réduire, et enfin quelle doit être la durée de la cure. Il survient même quelquefois dans le cours du traitement ou quelque temps après, quelques évacuations qui sont immédiatement suivies d'une amélioration plus ou moins prononcée, et qu'on peut alors considérer comme vraiment critiques; mais je crois qu'à moins d'indications particulières et bien évidentes, il faut rarement provoquer ces évacuations, parce qu'on guérit le plus souvent sans qu'elles se manifestent, qu'elles ne sont pas, par conséquent, indispensables au succès de la cure: que, si elles sont nécessaires, elles peuvent se produire naturellement, et qu'ensuite, en cherchant à les provoquer, il pourrait souvent arriver que l'on choisît un moment inopportun, et que l'on dérangeât ainsi le travail résolutif qui doit être le résultat de l'action de ces eaux minérales.

Voici, au reste, les principaux phénomènes que l'on observe sous l'influence de cette médication.

L'action que les bains d'eau thermale de Vichy exercent sur la peau ne se fait guère remarquer que par une légère excitation qui y appelle le sang et la fait légèrement rougir; encore cet effet n'est-il bien sensible que lorsque les bains sont d'eau minérale non mitigée et qu'on y reste un certain temps. La peau devient alors manifestement rouge et marbrée; mais cet effet ne persiste pas ordinairement longtemps après la sortie du bain. Certains malades y éprouvent des picotemens et se plaignent même, au bout de quelques jours, d'y conserver quelques rougeurs accompagnées de démangeaisons.

L'absorption parait se faire dans le bain avec une grande facilité, puisqu'il suffit ordinairement d'en prendre un seul, et sans que l'on ait fait usage de cette eau minérale en boisson, pour rendre l'urine alcaline. Cette expérience, qui avait d'abord été faite par M. d'Arcet, a été souvent répétée depuis, notamment par M. Chevallier, professeur à l'école de pharmacie, et par moi. Dans une première expérience, M. Chevallier avait observé que, pendant un bain d'eau minérale pure qui avait duré quatre-vingt-neuf minutes, son urine, qui était très acide auparavant, avait perdu graduellement de son acidité, était passée à l'état neutre, et enfin était devenue tout-à-fait alcaline. Dans d'autres expériences faites conjointement avec moi, presque toujours l'urine de M. Chevallier passait à l'état alcalin après vingt minutes environ de séjour dans le bain, tandis qu'il me fallait une heure et demie pour arriver au même résultat; mais aussi nous avons remarqué que je restais à l'état alcalin beaucoup plus longtemps que lui. On conçoit, d'après cela, combien plus facilement encore l'urine acquiert le caractère alcalin, lorsque, indépendamment d'un et quelquefois de plusieurs bains, les malades boivent plusieurs verres d'eau dans le courant de la journée ; et l'on voit, d'après les expériences que j'ai rapportées, que l'absorption ne varie pas seulement suivant les individus, mais qu'elle peut varier chez le même individu, suivant certaines dispositions particulières.

A mesure que l'urine devient alcaline, on voit disparaître le mucus qu'elle laissait déposer auparavant, en se refroidissant. Elle finit par devenir très claire et laisse à peine déposer un peu de mucus, après être restée exposée à l'air pendant dix ou douze heures. Du reste, la quantité d'urine en elle-même n'est pas augmentée par ce traitement d'une manière très sensible ; du moins cette augmentation n'est pas constante chez tous les malades, et elle semble tenir autant à la quantité d'eau qu'ils boivent qu'à la qualité diurétique de cette eau.

L'action des eaux de Vichy ne se borne pas à changer la nature de l'urine. La sueur qui, dans l'état de santé, est toujours acide, excepté sur quelques parties de la peau, devient elle-même alcaline chez tous les malades soumis à leur action. On observe seulement que l'urine passe en général à l'alcalinité avant la transpiration. Néanmoins celle-ci ne manque jamais de devenir alcaline, au bout de très peu de jours, et de se maintenir à cet état, pourvu que les malades prennent à peu près la même quantité d'eau que l'on sait être ordinairement nécessaire pour entretenir l'alcalinité de l'urine. L'alcalisation ne parait pas augmenter beaucoup plus la transpiration cutanée que la sécrétion urinaire ; seulement, par cela même que les bains sont de nature alcaline, ils débarrassent parfaitement la peau de toutes ses sécrétions, ils en ouvrent les pores, et en facilitent les fonctions. Chez quelques malades cependant la transpiration paraît augmenter sensiblement pendant qu'ils font usage de ces eaux ; mais il semble que cela tient surtout à l'état de l'atmosphère et à la plus ou moins grande quantité d'eau qu'ils boivent; car l'alcalisation, sous une température moins élevée, n'augmente pas la transpiration d'une manière notable. Elle est néanmoins toujours assez abondante, pendant la saison chaude, pour qu'il soit facile de s'assurer de son état acide ou alcalin. Cette sécrétion peut même être portée à un très haut degré d'alcalinité ; c'est ce que j'ai constaté chez quelques malades qui ont le privilège de pouvoir boire une grande quantité d'eau minérale, sans aucun inconvénient et même avec un grand avantage pour le rétablissement de leur santé, et chez lesquels le papier de tournesol, rougi par un acide, passait à l'instant au bleu le plus foncé, aussitôt qu'on l'humectait un peu en l'appliquant sur la peau.

Quant aux sécrétions fournies par les membranes muqueuses, comme, dans l'état de santé, elles sont ordinairement à l'état alcalin ou au moins à l'état neutre (1), si ce n'est celles que renferme l'estomac, et plus particulièrement pendant l'acte de la digestion, les boissons alcalines ont sur elles un effet beaucoup moins sensible; cependant elles ne restent nullement étrangères à leur action : il est facile de s'assurer qu'elles acquièrent promptement un degré d'alcalinité

(1) On rencontre cependant quelques personnes chez lesquelles la sécrétion de la bouche, et particulièrement celle des gencives, est habituellement acide, quoique ces personnes soient du reste bien portantes et qu'il n'existe surtout chez elles aucun autre symptôme d'inflammation à l'estomac. Dans ce cas, les dents sont ordinairement blanches, jamais enveloppées de tartre; mais elles s'altèrent ordinairement de très bonne heure. Elles paraissent usées et comme coupées au niveau des gencives. Ne pourrait-on pas, dans ce cas, en se lavant souvent la bouche avec de l'eau rendue alcaline, neutraliser l'acide que secrètent les gencives, et, par ce moyen, conserver ses dents?

qu'elles n'avaient pas auparavant. Les boissons alcalines paraissent aussi avoir pour effet de rendre ces sécrétions beaucoup moins abondantes. C'est du moins ce qu'on observe ordinairement, lorsqu'on emploie les eaux de Vichy contre certains catarrhes chroniques, et notamment contre ceux de la vessie. N'est-ce pas à cette propriété que possèdent les eaux de Vichy, de diminuer la sécrétion des muqueuses, qu'il faut attribuer la rareté des selles que l'on observe si communément chez les malades qui en font usage? Ce dernier effet se remarque chez un si grand nombre d'entre eux, surtout lorsqu'ils boivent ces eaux à doses modérées, qu'il semble étonnant que les médecins anciens les aient considérées comme étant purgatives. Ainsi Claude Fouet dit, en parlant de leurs vertus, qu'elles sont apéritives, désopilatives et *purgatives*. On a peine à concevoir comment une telle opinion a pu s'accréditer. Le fait est que si elles ont jamais été purgatives, ce dont il est permis de douter, elles ne le sont plus aujourd'hui. Déjà Desbrest s'est élevé contre cette opinion. « Il est bien » étonnant, dit-il, que tous les médecins, tant de la capitale » que des provinces, regardent les eaux de Vichy comme » ayant particulièrement la propriété d'être purgatives, » tandis que l'observation et l'expérience prouvent, incon- » testablement, qu'elles font presque toujours un effet » contraire; c'est-à-dire qu'elles resserrent et qu'elles cons- » tipent le plus grand nombre des malades qui en font » usage. » Il faut dire cependant qu'en effet, chez un certain nombre de malades, ces eaux provoquent quelquefois plusieurs selles dans la journée, mais ordinairement sans coliques et sans fatigue. Je me rappelle un malade chez lequel elles avaient, sous ce rapport, une action extraordinaire, et qui m'obligea à en faire cesser l'usage; c'était au point qu'un demi verre par jour suffisait pour produire l'effet d'un purgatif des plus actifs : un seul bain, sans la moindre quantité d'eau prise en boisson, produisai même souvent un résultat semblable; mais c'est là un cas tout à fait exceptionnel. En général, lorsqu'elles agissent comme purgatives, cela parait tenir à quelques circonstances particulières, telles que, par exemple, l'existence de quelque affection intestinale, un mauvais régime, ou bien à ce que le malade en a bu plus que son estomac ne pouvait en supporter; et encore souvent alors il succède à ce dérangement momentané une constipation opiniâtre que l'on est obligé de combattre, soit par des lavemens, soit par quelques laxatifs.

Les eaux de Vichy exercent évidemment une action très énergique sur la circulation. Elles augmentent non seulement l'activité des vaisseaux capillaires sanguins, mais aussi celle de tout le système lymphatique. Ainsi, lorsque les malades ont des plaies, elles ne tardent pas ordinairement à devenir rouges, douloureuses et saignantes; il semble que le sang acquière sous l'influence de l'alcalisation une expansion plus active, et que la vitalité de tout le système capillaire en soit augmentée. Aussi ces eaux ne conviennent-elles nullement dans les maladies du cœur ayant une certaine gravité, dans les catarrhes pulmonaires encore accompagnés d'une certaine irritation, chez les phthisiques, chez les malades sujets à l'hémoptysie, et en général dans toutes les affections des organes qui, comme les poumons, joignent à une organisation éminemment vasculaire une grande irritabilité. Mais si elles peuvent être nuisibles dans les cas que je viens d'indiquer, à cause de l'action qu'elles exercent sur le système vasculaire et qu'il faut sans doute attribuer à l'alcalinité plus grande que le sang a alors acquise; précisément à cause de cette même action, et employées avec discernement, elles fournissent à la médecine un moyen puissant pour combattre la plupart des affections chroniques, et particulièrement celles si nombreuses et si variées qui ont leur siége dans les organes du bas-ventre. N'est-ce pas aussi, du moins en grande partie, à cette légère excitation qu'elles provoquent dans tout le système vasculaire, qu'il faut attribuer les heureux effets qu'on en obtient dans la chlorose, dans les affections du système lymphatique, et particulièrement chez les enfans scrofuleux?

J'ai déjà fait remarquer qu'en rendant le sang plus alcalin, les eaux de Vichy le rendaient aussi nécessairement plus fluide, ou du moins qu'elles s'opposaient à son épaississement. C'est une observation qui semble avoir été faite par la plupart des médecins qui les ont administrées. « Ces eaux, » dit Emmanuel Tardy, qui en était l'intendant vers le mi- » lieu du dix-huitième siècle, ne conviennent point à toutes » les maladies qui sont l'effet de *la trop grande ténuité ou* » *dissolution du sang.* »

Desbrets, qui écrivait en 1778, dit aussi qu'on ne doit jamais les prescrire aux malades qui sont attaqués du scorbut, ou qui ont une disposition à cette maladie. « Elles ne » conviennent donc, ajoute-t-il, dans aucune des circons- » tances où l'on peut soupçonner de l'alcalescence dans les » humeurs, lorsque *le sang est dissous*, etc. (1). »

(1) Cet effet des eaux de Vichy sur la fluidité de sang, et la facilité avec laquelle on peut partout composer des boissons alcalines et des bains de même nature, m'ont souvent donné la pensée que l'on obtiendrait d'heureux résultats de l'alcalisation appliquée au traitement du choléra, pour combattre la tendance du sang à s'épaissir et le relentissement de la circulation qui en est la suite. Ne serait-ce pas, en effet, le moyen de lui restituer les sels et notamment le carbonate de soude qu'il contient dans l'état de santé, mais qui, dans cette affection, s'en séparent avec sa partie aqueuse, et que l'on retrouve dans les évacuations intestinales des cholériques? C'est dans un but semblable que le docteur Thomas Latta, pendant l'épidémie de 1832, en Écosse, et ensuite plusieurs autres praticiens ont essayé des injections dans le système veineux avec une dissolution saline, espèce de sérum artificiel, plus ou moins analogue à celui du sang, et qui était, en gé-

Les effets que les eaux de Vichy produisent sur le système nerveux varient à l'infini. Ils dépendent tout-à-fait de la susceptibilité plus ou moins grande et quelquefois très mobile de chaque malade. En général ils supportent facilement la dose ordinaire, qui varie de trois à six verres par jour, lorsque les voies digestives ne sont pas dans un état trop grand d'irritation, ou qu'elles ne sont le siège d'aucune inflammation à l'état aigu. J'ai vu des malades en prendre, dans certains cas où une forte alcalisation me semblait nécessaire, jusqu'à quinze, vingt verres et même davantage, indépendamment d'un et quelquefois de deux bains, non seulement sans inconvénient, mais avec un grand avantage pour leur santé. D'autres, au contraire, ne peuvent en supporter la plus légère quantité, quoique se trouvant en apparence dans des conditions convenables pour les prendre ; leur estomac s'en trouve instantanément et spasmodiquement affecté, et il leur est impossible de les digérer ; mais ce sont là des susceptibilités exceptionnelles que l'on rencontre dans l'application de tous les remèdes, et qu'il est impossible de prévoir. Ces exemples doivent seulement apprendre à procéder avec

néral, composée de trois gros de sel commun et d'un scrupule de carbonate de soude dans cinq à six livres d'eau. Les résultats plus ou moins heureux qu'ils ont obtenus, quoique les tentatives n'aient presque jamais été faites que sur des cholériques cyanosés et considérés par les médecins comme voués à une mort certaine (article *Choléra*, du *Dictionnaire de médecine, deuxième édition*, par M. le docteur Dalmas), font regretter qu'ils n'aient pas connu la facilité avec laquelle on peut arriver au même résultat avec des bains alcalins, lors même qu'ils sont employés seuls et sans le secours d'eau de même nature prise en boisson. Au lieu d'attendre jusqu'à la dernière extrémité pour faire des injections dans les veines, opération toujours plus ou moins difficile et qui n'est pas sans danger, ils n'auraient eu aucun motif pour ne pas avoir recours, dès le début de la maladie, au moyen que je propose, et il est probable qu'ils en auraient alors obtenu des avantages beaucoup plus grands que des injections elles-mêmes, faites à une époque aussi avancée de la maladie.

prudence, à tâtonner un peu, comme toutes les fois que l'on a à administrer un remède un peu actif à un malade, dont on ne connait pas la susceptibilité. D'ailleurs ces exceptions sont très rares, et encore, dans le cas même où un malade ne peut pas supporter les eaux en boissons, peut-on ordinairement tirer un grand avantage des bains employés seuls, et que l'on répète alors plus souvent. L'on peut d'autant mieux remplacer l'eau en boisson par un plus grand usage de bains, qu'en général les malades en prennent une grande quantité, sans éprouver la fatigue et l'affaiblissement que produisent souvent ceux d'eau douce. J'en ai vu s'étonner de pouvoir conserver et même gagner des forces en se baignant tous les jours et pendant plusieurs semaines de suite, tandis que quelques bains d'eau douce suffisaient pour les affaiblir à tel point qu'ils étaient obligés d'y renoncer.

Pendant les premiers jours du traitement, on n'observe pas en général d'effets bien sensibles. Quelquefois seulement les malades se plaignent d'un peu de fatigue dans les membres, de pesanteurs de tête, d'une sorte d'enivrement, et ils éprouvent, dans le jour, un penchant assez prononcé au sommeil ; ce qui provient évidemment de ce que, soit aux fontaines, soit au bain, ils ont respiré un air chargé de l'acide carbonique que les eaux dégagent en très grande quantité. Au bout de très peu de jours, lorsque les organes digestifs ne sont pas trop fortement affectés, l'appétit manque rarement de se développer ; il devient même quelquefois si vif qu'il est fort difficile d'empêcher les malades de s'y livrer complétement ; mais il ne persiste pas ordinairement au même degré pendant tout le cours du traitement. Il se calme naturellement après un certain temps, et il se perd même tout-à-fait, lorsque les malades en abusent.

A une époque un peu plus avancée du traitement, mais qui varie beaucoup suivant la susceptibilité des malades, la quantité d'eau prise en boisson, le nombre et le degré de force des bains, on commence à observer une certaine excitation du système nerveux. Quelques malades du moins se plaignent de mal dormir, d'avoir le sommeil agité, interrompu. Ils éprouvent quelquefois des picotemens, des démangeaisons à la peau, une agitation générale, et l'on remarque alors assez ordinairement aussi une sensibilité plus grande des organes malades. Cette excitation, tant qu'elle ne va pas plus loin, n'a rien qui doive inquiéter; il semble même qu'elle soit nécessaire pour modifier les affections chroniques et en amener la résolution. Cependant, lorsqu'elle est déjà arrivée à un certain degré, que l'appétit devient moins vif, et particulièrement lorsque les malades commencent à éprouver de la répugnance à boire, il est prudent de faire cesser le traitement, ou au moins de le suspendre pendant quelques jours, si l'on pense qu'il soit nécessaire de le continuer plus longtemps. On peut quelquefois alors, pour calmer plus promptement les malades, leur faire prendre quelques bains d'eau douce; mais cela n'est pas ordinairement nécessaire ; le calme revient naturellement; il suffit pour cela de quelques jours de repos. Ces symptômes d'excitation un peu vive ne s'observent d'ailleurs que sur un certain nombre de malades; on en rencontre beaucoup chez lesquels, malgré une grande quantité de bains et d'eau en boisson, ils sont à peine sensibles. Une chose même digne de remarque, c'est que l'on voit quelquefois, sous cette médication essentiellement tonique et excitante, des affections nerveuses, mais particulièrement celles qui ont leur siège dans le système ganglionnaire du grand sympathique, se calmer et même guérir parfaitement. J'ai observé plusieurs cas de ce genre : un d'eux mérite d'être cité. Le sujet de cette observation était une jeune dame de Moulins, qui vint à Vichy, le 4 juillet 1834. Après un accouchement qui avait eu lieu treize mois auparavant, elle fut prise de douleurs vives dans les hypochondres, et quelque temps après d'une fièvre intermittente qui dura sept mois. Elle m'assura que les ovaires et la rate avaient été le siège de gonflemens très considérables que les médecins, qui lui avaient donné des soins, avaient pu alors parfaitement constater. Ses règles, qui avaient reparu depuis l'accouchement, s'étaient supprimées lorsque la fièvre intermittente se manifesta. A son arrivée à Vichy, il ne restait plus, ou du moins je ne pus reconnaître qu'une légère tuméfaction à la rate. Cependant cette malade était dans un état de maigreur et de faiblesse extrême, et depuis quatre mois elle était prise, presque tous les deux ou trois jours, de douleurs vives dans la direction de l'ovaire droit, accompagnées de coliques utérines des plus violentes ; il se joignait à cela des spasmes et des douleurs dans tout le ventre. Elle ne pouvait rester qu'assise dans son lit et penchée en avant ; elle gardait presque constamment cette position pendant vingt-quatre heures et quelquefois davantage que duraient ses crises, sans pouvoir rien prendre, pas même une gorgée d'eau. Il n'y avait pas de fièvre. La malade était si faible dans l'intervalle des crises, qu'elle ne pouvait faire quelques pas que soutenue par deux personnes. Je voulus de suite la renvoyer, presque certain que les eaux seraient impuissantes, si elles n'étaient pas nuisibles; il fallut toute son insistance pour que je consentisse à en essayer à très faible dose. Je fus bientôt obligé de renoncer tout-à-fait à lui en faire prendre en boisson, car elle ne pouvait en supporter la plus petite quantité ; mais elle m'assura qu'elle se trouvait très bien des bains, et elle les continua. Il faut dire qu'elle avait souvent essayé chez elle des bains d'eau douce, que ces bains ne lui avaient fait aucun bien, et que même elle avait beaucoup de peine à les supporter. Cette malade éprouva encore trois de ses crises dans les premiers jours qu'elle passa à Vichy, mais ensuite elles disparurent complètement. Elle prit habituellement deux bains par jour, et je fus tout étonné de la voir se rétablir avec la plus grande rapidité. Elle resta à Vichy jusqu'au 28 août. Elle marchait alors très facilement, ne souffrait plus, mangeait et digérait bien ; elle avait déjà repris toutes ses forces et une grande partie de son embonpoint ; cependant ses règles n'avaient pas encore reparu.

Indépendamment des différences que l'on observe dans les effets des eaux de Vichy, suivant la susceptibilité nerveuse des malades, la nature de leurs maladies ou les complications qu'elles peuvent offrir, il en est d'autres qui tiennent évidemment aux sources dont on fait usage, et qui feraient supposer que ces sources ont entre elles des différences plus grandes que celles que nous montre l'analyse chimique. C'est ainsi que l'expérience démontre que, dans des affections en apparence de même nature, leur action médicale n'est pas toujours la même, et que par conséquent elles ne doivent pas être conseillées indistinctement dans tous les cas. Cependant, si l'on cherche la cause de ces différences, on ne la trouve pas, ou du moins on n'en trouve aucune jusqu'à présent qui puisse en donner une explication satisfaisante. Par exemple, j'ai donné des soins, il y a quelques années, à un malade qui avait une affection des voies digestives. Tous les symptômes aigus avaient disparu depuis déjà longtemps ; les eaux de Vichy me paraissaient donc parfaitement indiquées, et je lui prescrivis celle de la source de l'hôpital, qui convient ordinairement dans ce cas, et que les malades supportent en général facilement. Cependant il lui fut impossible de la supporter ; la plus petite dose produisait sur son estomac l'effet d'une boisson alcoolique, l'irritait extraordinairement, lui ôtait l'appétit et lui donnait un malaise extrême pendant toute la journée. Je dus donc lui faire cesser l'usage de cette eau en boisson, et me borner à lui faire prendre des bains. Cependant, quelques jours après, en passant devant la source de la grande grille, il ne put résister au désir de la goûter. Il en but sans répugnance une petite quantité qui passa parfaitement. Cet essai, dont il vint aussitôt me faire part, nous encouragea, et au bout de très peu de jours il en buvait avec succès cinq à six verres. Voyant avec quelle facilité il supportait l'eau de cette source, qui a toujours eu la réputation d'être beaucoup plus active que celle de l'hôpital, je fus curieux de l'envoyer faire un nouvel essai à cette dernière source. Cette eau produisit sur son estomac exactement le même effet qu'il en avait éprouvé d'abord, et il fut obligé de revenir à l'eau de la grande grille, dont il continua à faire usage avec succès. Quelle peut être la cause d'une telle différence dans l'action de ces deux sources? L'analyse chimique ne nous l'indique pas jusqu'à présent.

Toutes ces remarques n'avaient point échappé à la sagacité et à la longue expérience de M. Lucas. « Les sept sources » de Vichy, dit-il (1), présentent dans leur emploi médical » des différences bien plus importantes qu'on ne pourrait » le croire d'après l'analyse chimique; et bien qu'il soit » difficile d'établir *à priori* la raison de ces différences, des » observations nombreuses, renouvelées depuis vingt-trois » ans, ne me laissent aucun doute à cet égard. Dans cet » état d'incertitude, il faut interroger la susceptibilité des » organes, la mobilité nerveuse des malades; il faut tâtonner; et pendant tout le cours du traitement, cette même » circonspection est nécessaire, surtout suivant les chan- » gemens de l'atmosphère: la température, le degré d'hu- » midité, l'état électrique de l'air, sont des causes influentes » qu'il n'est jamais permis de négliger. »

On voit que, de tous les phénomènes que détermine l'usage des eaux de Vichy, l'alcalisation est le seul qui soit

(1) *Notice Médicale* faisant suite à l'*analyse* des eaux de Vichy, par M. Longchamp.

constant chez tous les malades, quelle que soit d'ailleurs la nature de leurs maladies ou la source dont ils fassent usage; c'est donc celui auquel on doit attacher le plus d'importance. Cet effet des eaux est seulement en général plus ou moins prononcé, suivant la quantité que les malades en boivent ou qu'ils en absorbent par la peau. Ainsi l'on en rencontre chez lesquels il en faut une beaucoup plus grande quantité que chez d'autres pour entretenir l'alcalinité des secrétions, ce qui tient sans doute à ce qu'il en est qui ont plus de tendance à l'acidité que d'autres; mais, à cela près d'une dose un peu plus ou un peu moins élevée d'eau, on est toujours certain d'arriver à ce résultat, qui paraît être d'ailleurs indispensable au succès du traitement. Il faut dire cependant que ce n'est pas toujours en élevant la dose de l'eau en boisson que l'on arrive plus sûrement à maintenir les secrétions à l'état alcalin. J'ai rencontré quelques malades qui pouvaient s'alcaliser en se bornant à en boire une très petite quantité, et avec avantage pour leur santé; mais dès qu'ils voulaient dépasser certaine dose, il se manifestait de l'irritation, et à l'instant les secrétions redevenaient acides. Plus ils augmentaient alors la quantité d'eau, plus l'acidité des secrétions se prononçait, et l'on n'arrivait à faire cesser cet état d'irritation et à ramener les humeurs à l'état alcalin, qu'en revenant à des doses minimes. On observe également cet effet des eaux presque toutes les fois que, pendant le cours du traitement, il se manifeste, par suite d'une cause quelconque, de la fièvre ou quelque inflammation aiguë.

L'application des eaux de Vichy au traitement des affections chroniques n'est pas, comme on voit, aussi facile qu'on semble le croire communément, du moins lorsque l'on veut en tirer tout le fruit possible. Non seulement elle demande, avant tout, une juste appréciation de la nature de la maladie, de la période à laquelle elle est arrivée et des complications qui peuvent exister; mais elle exige encore, pendant toute la durée de la cure, une grande surveillance de la part du médecin.

En général, on peut dire que l'emploi des eaux de Vichy dans les affections chroniques offre d'autant plus de chances de succès que ces affections sont moins anciennes, que cependant elles se rapprochent davantage des conditions de chronicité que nous avons indiquées, que l'épaississement et l'induration des tissus sont moins considérables, et que les malades sont moins irritables et, par conséquent, en meilleure disposition pour les supporter. Mais l'appréciation de leur action dans quelques cas particuliers fera mieux distinguer les conditions dans lesquelles elles peuvent être conseillées avec espérance de succès, de celles qui doivent, au contraire, en contre-indiquer l'usage.

DEUXIÈME PARTIE.

Appréciation de l'action des Eaux de Vichy dans quelques-uns des cas dans lesquels elles sont plus particulièrement indiquées.

Les considérations dans lesquelles je viens d'entrer pouvant s'appliquer à l'emploi des eaux de Vichy dans presque tous les cas contre lesquels elles sont ordinairement conseillées, je crois qu'il suffira maintenant, pour bien faire comprendre leur mode d'action, tel au moins que je le conçois, ainsi que les chances de succès que l'on peut en espérer, d'entrer dans quelques détails sur leur emploi dans quelques uns de ces cas en particulier, notamment dans les affections chroniques de l'estomac et des intestins, et dans quelques-unes de celles communément désignées sous les noms d'engorgemens, d'obstructions ou d'indurations.

Bien entendu que je ne parlerai point ici de l'emploi des eaux de Vichy contre les affections calculeuses et contre la goutte. Ces questions importantes ont été traitées dans d'autres mémoires; je continue d'ailleurs à m'en occuper, à recueillir les faits qui s'y rattachent, et j'y reviendrai dans un autre moment.

J'ajouterai que, comme l'efficacité de ces eaux n'est point elle-même en question, et qu'il s'agit plutôt d'une explication de leur action dans certaines affections, je crois superflu de grossir ce mémoire d'un grand nombre d'observations qu'il me serait facile d'y joindre. Je me bornerai donc à citer quelques faits, lorsque je les jugerai nécessaires pour mieux faire comprendre dans quelles conditions elles peuvent être employées.

Affections chroniques de l'estomac et des intestins.

Les affections chroniques de l'estomac et des intestins, quoique débutant toutes par une irritation et revêtant plus ou moins, dans leur développement, les caractères de l'inflammation, se présentent souvent avec des symptômes si différens ; ces symptômes sont si rarement en rapport avec la gravité du mal, avec les altérations de tissus que ces affections amènent quelquefois à leur suite, et la susceptibilité des organes malades varie tellement suivant les individus, qu'il n'est pas toujours facile de préjuger avec quelque certitude quel pourra être, dans les divers cas, le résultat de l'emploi des eaux. Cette appréciation de la part du médecin présente d'autant plus de difficultés, qu'il n'a pas ordinairement suivi lui-même toutes les phases de la maladie, que les malades ne se décident le plus souvent à venir aux eaux qu'après avoir longtemps souffert et avoir essayé sans succès tous les moyens ordinaires ; lorsque déjà les dépravations du goût et toutes les bizarreries, qui accompagnent si souvent les affections chroniques de l'estomac, se sont montrées, et que les fonctions digestives ne se font plus ou se font mal, et de la manière la plus irrégulière. Ces difficultés de diagnostic sont parfaitement senties par tous les praticiens. « Les différences que présentent ces affections, » dit M. Andral, ne peuvent être expliquées ni par l'inten- » sité ni par la durée de l'irritation, et souvent les altéra- » tions de texture les plus graves sont celles qui sont pré- » cédées ou accompagnées par les signes de l'irritation la » plus faible. »

Pour se rendre raison de ces différences entre des affections qui ont leur siége dans les mêmes organes, dans les mêmes tissus, qui ont également revêtu le caractère inflammatoire, et auxquelles il est difficile, jusqu'à présent, de ne pas donner le même nom, on est forcé d'admettre des causes prédisposantes, sous l'influence desquelles ces maladies se développent. Sans doute le médecin doit toujours chercher à remonter à ces causes prédisposantes, et à apprécier, autant que possible, l'influence qu'elles ont dû exercer sur le développement de la maladie ; mais comme la nature particulière de chacune de ces causes prédisposantes qui impriment leur cachet à toutes les souffrances d'un individu est toujours plus ou moins obscure, et que souvent même elle échappe complètement à tous nos moyens d'investigation, il faut, dans tous les cas, s'attacher à l'organe malade et tâcher d'apprécier l'étendue et la gravité du mal par tous les moyens à notre disposition.

En général, toutes les fois qu'il n'existe plus, depuis déjà un certain temps, de symptômes aigus, que la sensibilité du ventre est nulle ou peu prononcée, et que les malades ne se plaignent plus de fièvre, mais seulement de digestions lentes, difficiles et accompagnées quelquefois de ballonnement du ventre ou d'un malaise plus ou moins pénible, l'usage des eaux de Vichy est parfaitement indiqué, et l'on en obtient ordinairement d'excellens résultats. Mais il n'est pas d'affections dans lesquelles il soit nécessaire d'apporter plus de prudence dans leur administration, surtout en boisson; car ici leur action doit s'exercer directement sur l'organe malade, et comme il y reste toujours, dans ce cas, une certaine susceptibilité, il faut prendre garde de produire une trop grande excitation, et de rappeler l'inflammation à l'état aigu. D'ailleurs, règle générale, dans toutes les affections de l'estomac et des intestins, les eaux ne doivent jamais être administrées à hautes doses en boisson, et quelquefois même l'on rencontre de telles susceptibilités que l'on est obligé d'y renoncer tout-à-fait, et de se borner à faire prendre des bains qui, heureusement, peuvent encore alors avoir une puissante et salutaire action.

Lorsque l'affection n'est pas trop ancienne, et que les malades se trouvent dans des dispositions convenables, l'amélioration ne tarde pas, en général, à se manifester. L'appétit se développe, les digestions se font mieux et les forces reviennent assez rapidement, avec tout l'aspect d'une meilleure santé. Mais lorsque la maladie remonte à une date éloignée, que les organes ont été profondément atteints, et qu'il existe depuis longtemps déjà une induration des tissus malades, l'on ne peut pas raisonnablement espérer un résultat aussi prompt; ce n'est souvent, dans ce cas, que quelque temps, et même parfois assez longtemps après la cure, que les malades commencent à en ressentir les bons effets; et encore pour compléter et consolider la guérison, est-il presque toujours nécessaire qu'ils reviennent prendre les eaux plusieurs années de suite, tout en ayant soin, dans l'intervalle des saisons, de suivre un régime convenable, et même de faire encore usage de temps en temps d'eau minérale transportée. Cependant, si, au lieu de soigner ces affections, on les néglige, si surtout on les exaspère souvent par un mauvais régime, elles font nécessairement encore d'autres progrès. L'épaississement et l'induration de la membrane muqueuse et des tissus subjacens augmentent, et il finit par s'y développer un travail de désorganisation, une véritable affection cancéreuse contre laquelle les eaux minérales, pas plus qu'aucun autre remède, ne peuvent plus avoir alors aucun résultat favorable. C'est là malheureusement le terme où aboutissent trop souvent ces maladies, lorsqu'elles ne sont pas soignées en temps opportun, et avec une persévérance convenable; et puis, lorsqu'elles sont arrivées à un certain degré de gravité, les symptômes n'étant pas constamment, comme je l'ai fait remarquer plus haut, en rapport avec cet état de gravité, il n'est pas toujours facile de distinguer les cas dans lesquels les eaux peuvent encore être utiles de ceux dans lesquels il serait à craindre qu'elles n'accélérassent la marche funeste de la maladie. Toutefois, lorsque des malades se présentent dans de semblables conditions, si, après une appréciation rigoureuse de tous les caractères qui peuvent éclairer sur l'état de l'organe malade, il n'est pas entièrement démontré que la maladie soit tout-à-fait incurable, s'il reste quelques doutes à ce sujet, et pour peu que l'on puisse entrevoir quelques chances de succès, je crois qu'il faut encore essayer l'action des eaux; seulement l'on conçoit que, dans ce cas, cet essai doit être fait avec la plus grande prudence, et sous la condition d'y renoncer si, après un certain temps, on en observait un effet fâcheux.

Cette opinion est fondée sur quelques faits que j'ai eu l'occasion d'observer. C'étaient des malades qui présentaient tous les caractères qui pouvaient faire soupçonner l'existence d'affections organiques graves, chez lesquels toutes les ressources ordinaires de la médecine avaient été épuisées sans succès, et qui m'avaient été adressés en désespoir de cause, par leurs médecins ordinaires. Les heureux résultats qui ont été obtenus ont prouvé que ces affections n'étaient pas aussi graves qu'on avait dû le craindre, et que je le craignais moi-même, car j'avoue qu'après avoir examiné attentivement ces malades, à leur arrivée, j'avais partagé toutes les craintes de mes confrères, et que ce n'est qu'avec hésitation que j'ai essayé chez eux l'usage des eaux. Je citerai, entre autres, une dame qui me fut adressée, en 1837, par un des praticiens les plus distingués de la capitale, M. le professeur Chomel. Cette dame, d'une constitution délicate, avait eu, dix ans auparavant, une gastrite violente, et depuis cette époque ses digestions étaient très pénibles, et elle n'avait pu se rétablir complètement. En 1836, il y eut un retour de la maladie à l'état aigu, et depuis des vomissemens étaient survenus et se renouvelaient fréquemment. Elle pouvait à peine prendre, deux fois par jour, quelques cuillerées d'un potage très léger, et encore son estomac les rejetait-il souvent. Elle était d'une maigreur extrême et son teint avait le cachet qu'il prend ordinairement dans les affections organiques. En palpant avec soin toute la région sous-costale, la malade étant couchée, M. Chomel avait reconnu, à gauche de la ligne blanche, derrière les parois abdominales, une résistance mal circonscrite, et qu'il retrouvait encore en faisant prendre à la malade une position demi-verticale (couchée dans un fauteuil à dos incliné), ce qui l'avait porté à admettre l'existence probable d'une induration squirrheuse partielle des parois de l'estomac. Il me fut facile de reconnaître moi-même, lors de l'arrivée de la malade à Vichy, la rénitence indiquée par ce médecin. Pendant les cinq semaines que cette dame passa à Vichy, elle prit les eaux en boisson à très faibles doses, en même temps qu'elle se baignait chaque jour. Bientôt, lorsque je vis qu'elle supportait bien ce traitement, je commençai à concevoir quelque espérance de succès. Au bout de peu de temps, elle digérait un peu mieux ses petits potages auxquels elle borna, du reste, toute son alimentation, et bientôt aussi les vomissemens cessèrent. Elle quitta Vichy avec un peu d'amélioration, elle continua à prendre constamment chez elle de l'eau de Vichy transportée, jusqu'au mois de juillet 1838, époque à laquelle elle revint en boire à la source. L'amélioration avait fait alors des progrès sensibles. Elle se plaignait peu de son estomac, et elle digérait mieux. Néanmoins elle ne mangeait pas encore de viande, du moins elle en mangeait rarement et fort peu à la fois; elle avait même pour elle une certaine répugnance. Après un séjour d'un mois à Vichy, elle rentra chez elle, où elle continua le même traitement que l'année précédente, et l'amélioration continua à faire des progrès. Enfin, cette dame est encore revenue à Vichy, en 1839. On ne sentait plus alors aucune trace de la rénitence qui avait été reconnue avant l'usage des eaux, et elle commençait à pouvoir digérer un peu de viande avec assez de facilité. Depuis cette époque, bien qu'elle soit encore obligée de surveiller son régime et de se ménager sous tous les rapports, les symptômes qui avaient fait soupçonner chez elle une affection squirrheuse des parois de l'estomac ont disparu, et sa santé, sans être parfaite, est du moins très supportable.

Affections du foie.

On sait que les eaux de Vichy ont, depuis un temps immémorial, une réputation de grande efficacité contre les affections du foie. Il n'est pas, en effet, de réputation mieux méritée que celle dont elles jouissent sous ce rapport. C'est surtout dans les inflammations chroniques de cet organe avec augmentation plus ou moins considérable de son volume, dans l'ictère avec ou sans coliques hépatiques et dans tous les embarras des conduits biliaires, que l'on peut véritablement dire qu'elles font des miracles. Comme il ne peut pas entrer dans le plan de ce mémoire de faire toute l'histoire de ces affections, je me bornerai à indiquer les principales conditions dans lesquelles les eaux de Vichy peuvent être employées avec espérance de succès.

Engorgemens du foie. — Les engorgemens du foie peuvent embrasser la totalité de cet organe ou en occuper seulement une partie. Ces derniers sont beaucoup plus fréquens que ceux de la totalité de l'organe ; le lobe gauche et la partie qui avoisine le vésicule du fiel sont surtout les points que l'on rencontre le plus communément tuméfiés. C'est du moins ce qui résulte évidemment de toutes les explorations que j'ai eu l'occasion de faire.

Quelquefois c'est à peine si l'organe dépasse les côtes ; d'autres fois il descend plus bas. Dans certains cas, on le sent jusque dans la région hypogastrique. En général, il est facile, par un examen attentif de l'abdomen et de la partie inférieure droite du thorax comparée à celle du côté gauche, par le palper et la percussion, surtout lorsqu'on a une certaine habitude de cette sorte d'exploration, de juger du volume de cet organe et de son degré d'induration. Cette appréciation n'est quelquefois difficile que chez certains malades, qui, au moindre contact d'une main étrangère, tendent involontairement les muscles de l'abdomen, chez ceux qui ont un très grand embonpoint et dans les cas où l'affection du foie est compliquée de l'accumulation d'une plus ou moins grande quantité d'eau dans le péritoine.

La gravité des engorgemens du foie n'est pas toujours en rapport avec le volume et l'étendue de ces engorgemens ; car cet organe peut même être très sérieusement malade, sans que son volume ait augmenté. En général, quel que soit le volume du foie lorsqu'il a conservé sa forme naturelle, qu'il n'offre pas d'inégalités, de bosselures, que sa surface n'est pas parsemée de points très durs à côté d'autres plus ou moins ramollis ; lorsqu'enfin il n'existe pas encore d'altération de sa texture, qu'il n'y a pas de poches hydatifères, de tubercules ou quelque affection de nature cancéreuse, il y a tout lieu d'espérer qu'avec de la persévérance dans le traitement les eaux de Vichy le ramèneront à son volume naturel. Le cas suivant, que je crois devoir citer avec quelques détails, est un exemple remarquable de la possibilité de ces résolutions.

M. H..., architecte, demeurant à Paris, avait déjà eu trois fluxions de poitrine à l'âge de seize ans, mais sans que sa constitution, qui était très forte, en parût souffrir. A vingt-un ans, à la suite d'un concours public qui avait exigé beaucoup de travail et plusieurs nuits passées sans sommeil, il lui survint une dysenterie des plus violentes et qui l'affaiblit tellement, que, s'étant un jour laissé tomber dans une partie de son appartement, il y passa plusieurs heures sans pouvoir retrouver assez de force pour regagner sa chambre. Cette dysenterie disparut, mais elle fut remplacée par de vives douleurs dans les voies urinaires, particulièrement vers la prostate et dans les reins. Il urina du sang à plusieurs reprises et il eut ensuite un écoulement muqueux qu'on ne pouvait attribuer à aucune cause vénérienne et qui fut, ainsi que les douleurs des reins, très tenace, malgré les moyens les plus convenables qui furent employés pour les combattre.

Tous ces symptômes se dissipèrent cependant et si bien, qu'ils ne reparurent nullement pendant un voyage très fatigant qu'il fit en Italie et en Sicile, et qui dura deux ans.

A son retour à Paris, en 1828, obligé de changer complètement sa manière de vivre et de se livrer au travail du cabinet, il perdit le sommeil et ses digestions devinrent laborieuses. Il gagna un rhume qui, sans être fort, ne disparut qu'après avoir duré six mois et l'avoir épuisé et considérablement amaigri. Non seulement il avait été obligé de renoncer à l'habitude qu'il avait contractée de fumer, mais il ne pouvait même sentir l'odeur du tabac sans provoquer une toux violente, et il éprouvait le même effet s'il lui arrivait de prendre la moindre quantité de vin pur. Ayant ensuite éprouvé de violens chagrins domestiques, le sommeil l'abandonna presque entièrement ; ses digestions devinrent de plus en plus difficiles, et à la suite de douleurs dans tout le côté droit, d'une gêne profonde dans l'hypocondre, on s'aperçut que le ventre était devenu dur et empâté et que le volume du foie avait considérablement augmenté. Le teint, devenu jaune, laissait apercevoir des taches rouges sur la pommette droite. Il survint de vives démangeaisons à la peau, des inquiétudes et des crampes dans les jambes, particulièrement dans la droite. Le malade se plaignait d'avoir continuellement un goût métallique insupportable dans la bouche ; il avait de vives douleurs entre les épaules et dans la région des reins. Celles-ci étaient même tellement fortes qu'elles l'obligèrent à garder presque toujours le lit. Le plus souvent il ne pouvait marcher qu'en ayant constamment son poing fortement pressé sur le flanc, comme pour soutenir le foie. A chaque instant de la journée, surtout après ses repas, la bile lui remontait, disait-il, dans la bouche, comme si elle avait été lancée par un coup de piston. Dans le lit, il lui survenait des douleurs très vives qui passaient subitement du foie au côté occupé par la rate ; il avait chaque nuit des pertes séminales à peine provoquées par des rêves, et des sueurs très abondantes, lui qui n'avait, assure-t-il, jamais sué de sa vie. Enfin sa voix était cassée et sa respiration courte et extrêmement pénible, surtout lorsqu'il fallait monter un escalier. Sangsues souvent répétées à l'anus, bains de toutes espèces, ventouses, vésicatoires, sétons, il avait tout épuisé et n'en était pas moins dans un état déplorable lorsqu'il fut amené à Vichy, le 15 juin 1834, par M. Pinel-Grandchamp, son médecin et son ami. Son foie à cette époque occupait tout le côté droit du ventre et s'étendait même un peu du côté gauche ; il était en saillie de plus de dix-huit lignes, dur comme le marbre et descendait jusqu'à l'aine. Le ventre était partout extrêmement dur, tendu, et la circulation était tellement gênée dans les vaisseaux de l'intérieur, que les veines de la peau étaient grosses comme le doigt. Cet état avait été parfaitement constaté avant son départ de Paris par plusieurs médecins, indépendamment de M. Pinel-Grandchamp, et, entre autres, par MM. Rostan, Vareliaud, Hippolyte Petit et Salone.

Il supporta le voyage beaucoup mieux qu'il ne l'avait espéré. Pendant les trois premières nuits qu'il passa à Vichy, il lui fut impossible de se coucher; il les passa assis sur son lit, enveloppé dans sa couverture. Couché sur le côté droit, la pression sur le foie le faisait souffrir, et lorsqu'il se mettait sur le côté gauche, il lui semblait que le foie était adhérent aux côtes, et que, abandonné dans cette position à son propre poids, il était prêt à opérer un déchirement. Le premier jour, il prit un bain avec seulement un tiers d'eau minérale, et but deux verres d'eau de la fontaine de la Grande-Grille. Il ne put d'abord aller de son hôtel à l'établissement thermal, quoiqu'il n'y eût qu'une très petite distance, sans se reposer au moins trois fois; mais la quantité d'eau en boisson fut graduellement augmentée, ainsi que la proportion d'eau minérale dans les bains, et les forces, l'appétit et le sentiment du mieux augmentèrent dans la même proportion. Huit jours après son arrivée, il allait déjà à l'établissement thermal sans s'asseoir; il buvait par jour six verres d'eau de la fontaine de la Grande-Grille, et prenait un bain d'eau minérale pure.

Le premier bain d'eau minérale pure que je lui fis prendre produisit un effet assez singulier, que je n'ai jamais observé que chez ce malade : il lui survint une salivation tellement forte, que la salive s'échappait de sa bouche par un filet continu; mais cet effet ne dura pas.

Ayant observé que l'eau minérale, en agissant sur le foie, agissait en même temps sur les intestins, et qu'elle y déterminait quelques douleurs; ayant remarqué aussi que ses pertes séminales avaient presque toujours lieu vers cinq heures du matin, époque où il était ordinairement assoupi, il prit le parti de se lever à la pointe du jour et de se coucher régulièrement entre huit et neuf heures du soir. Le matin, ayant toujours bu ses eaux et pris son bain de très bonne heure, il rentrait dans sa chambre, prenait un lavement émollient presque froid, et le gardait pendant près d'une heure, couché sur son lit. Avec ce régime, ses douleurs d'entrailles et ses pollutions disparurent complètement.

Je ne suivrai pas le cours de ce traitement jour par jour. Je dirai seulement que le mieux continua avec une progression presque régulière, et qu'il ne fut traversé par aucun autre accident qu'une très forte indigestion qui fut occasionée par les secousses d'une voiture très dure, en sortant de déjeûner. Pendant deux mois et demi que ce traitement dura, nous ne fîmes que deux interruptions, lorsque le malade se sentait entièrement saturé par les eaux. Cet état se manifestait chez lui par une fatigue générale, un peu de sensibilité dans le foie, une certaine répugnance pour l'eau en boisson, et un autre symptôme assez singulier, qui était un engourdissement total du bras gauche, qui lui semblait froid, et dans lequel il éprouvait un picotement continuel. Le quinzième jour du traitement, M. H..... prenait déjà deux bains d'eau minérale pure et huit verres d'eau de la fontaine de la Grande-Grille. Enfin, il finit par prendre, tous les jours, dans le dernier mois, dix verres d'eau de la Grande-Grille, deux bains d'eau minérale pure, deux douches, et il buvait encore, à chaque repas, un litre d'eau de la source des Célestins. Il y ajouta même, pendant quelque temps, un lavement d'eau minérale pure qu'il supporta sans éprouver le moindre malaise.

A son départ, qui eut lieu le 30 août, son appétit était excellent; il digérait de tout. Son ventre lui semblait presque entièrement libre. Il n'avait plus de goût métallique dans la bouche, plus de douleurs dans les reins. Ses jambes avaient retrouvé une grande partie de leur force, et le foie avait beaucoup diminué de volume et de dureté.

M. H.... ne retourna pas directement à Paris; il alla passer quelques mois en Champagne où son foie continua à diminuer. Là, il vécut sobrement, fit un grand usage de raisin bien mûr, prit beaucoup d'exercice à pied et de préférence sur le haut des montagnes; il voulut même travailler à la terre. En suivant ce régime, il fut dans le cas, à la fin de novembre, de suivre une chasse au cerf, à pied, pendant environ douze lieues, chemin qu'il estima par une marche à peu près continuelle, depuis six heures du matin jusqu'à six heures du soir, sans s'être assis un seul instant.

Lorsque je revis ce malade à Paris, à la fin de décembre, je fus étonné de son apparence de bonne santé. Il avait repris le teint, l'embonpoint et les forces d'un homme très bien portant; aussi ses amis, qui l'avaient vu partir si malade, et qui comptaient peu sur la possibilité de son rétablissement, avaient-ils de la peine à le reconnaître. Son foie avait encore considérablement diminué depuis son départ de Vichy; cependant il n'était pas encore tout à fait à son état normal. Quelque temps après son retour, il se sentit un peu moins bien; il se fatiguait facilement, et il lui était impossible de boire du vin pur, même en très petite quantité, sans que la poitrine en fût irritée; cependant il n'éprouva rien de grave. Il continua à observer la sobriété, et, au printemps, il prit pendant quelques semaines de l'eau de Vichy transportée.

M. H..... revint à Vichy, le 1er juillet suivant, dans un état de santé bien différent de celui où il était l'année précédente. Je voulus constater l'état du foie, et, malgré l'exploration la plus attentive, je ne trouvai plus rien ou presque rien de l'ancienne et énorme tuméfaction de cet organe. Il se mit de suite à un traitement un peu actif, qu'il supporta parfaitement. Il se trouvait si bien, et son foie me parut en si bon état, que je consentis à le laisser partir après un mois de séjour.

Nul doute pour moi que la résolution si prompte et si complète d'un engorgement aussi considérable ne doive être attribuée à ce que le malade, au lieu de ne prendre les eaux la première année que pendant trois semaines ou un mois, les prit pendant deux mois et demi, et surtout à la grande quantité qu'il en put supporter, tant en bains qu'en boisson, et qui entretint constamment l'alcalisation à un très haut degré. L'état moral du malade, qui a toujours été excellent, malgré une affection aussi grave et qui amène souvent la tristesse et le découragement, n'a sans doute pas peu contribué aussi au succès que nous avons obtenu.

La couleur ictérique de la peau, et parfois une jaunisse complète, accompagnent ordinairement les engorgemens du foie; cependant on en rencontre quelquefois de très considérables, sans que la couleur de la peau soit le moindrement altérée. Du reste, ce caractère n'a pas en général une grande importance.

Les engorgemens du foie sont souvent compliqués d'affections de l'estomac et du duodénum. Ils ne sont même, dans beaucoup de cas, qu'une conséquence de ces dernières affections longtemps prolongées. Cette complication doit toujours être prise en grande considération par le médecin. Dans ce cas, il faut surtout s'occuper de l'affection gastro-duodénite, et tant qu'elle existe, le traitement ne peut pas être fait avec l'activité qu'on pourrait lui donner, si le foie seul était malade.

La complication d'un épanchement d'eau dans le péritoine est toujours une circonstance fâcheuse; cependant ce n'est pas un obstacle absolu à l'emploi des eaux et au succès du traitement. Quelquefois, lorsqu'on parvient, par l'usage des eaux, à détruire l'engorgement du foie, qui est souvent, dans ce cas, la cause de l'hydropisie, on voit celle-ci disparaître, ou du moins on a alors beaucoup plus de chances de succès, en tentant la ponction.

Ictère et coliques hépatiques. — Nous avons déjà dit que l'ictère, bien qu'il ne fût pas un symptôme constant des affections du foie, les accompagnait cependant dans un assez grand nombre de cas. Mais on l'observe aussi quelquefois chez des individus chez lesquels on ne rencontre d'ailleurs aucun autre symptôme d'affection du foie, ni d'aucun autre organe; de sorte que, si ces individus ne se voyaient pas jaunes, ils ne se regarderaient pas comme malades.

La plupart des médecins pensent que l'ictère provient de ce que la bile ne trouvant pas, par une cause quelconque, son libre écoulement hors du foie, est résorbée dans cet organe, entre dans le torrent circulatoire, et est portée avec le sang dans tous les tissus; néanmoins cette résorption ne paraît pas parfaitement démontrée dans tous les cas, notamment lorsque la jaunisse se déclare à la suite d'une émotion morale. « S'il fallait choisir une hypothèse, dit » M. Andral, je donnerais la préférence à l'opinion d'après » laquelle on admet que l'ictère survient lorsque le foie, » altéré dans sa texture ou dans ses fonctions, cesse de » séparer de la masse du sang les matériaux de la bile que » l'on suppose y exister. » Il est évident qu'il n'y a qu'une seule lésion qui soit liée d'une manière constante à l'existence de la jaunisse, c'est l'obstruction des canaux hépatique et cholédoque.

La bile elle-même a été quelquefois trouvée altérée ou du moins modifiée d'une manière notable dans ses qualités. Ainsi M. Andral dit n'avoir trouvé dans quelques cas, dans la vésicule du fiel, qu'un liquide aqueux ou albumineux, teint d'une légère couleur jaunâtre. Cette opinion, que la bile peut être altérée dans certains cas, est aujourd'hui partagée par un grand nombre de médecins anglais, qui regardent un certain nombre de dérangemens de la digestion comme dépendant d'un vice de sécrétion de la bile. C'est parce que celle-ci, dit-on, ne coule plus dans le duodénum, ou n'y arrive que très altérée, que chez plusieurs individus, il y a 1° modification dans le nombre et les qualités des selles, qui sont rares, décolorées, trop consistantes, etc.; 2° vraisemblablement chylification incomplète, et par suite de mauvaise nutrition, marasme, etc.

Il se forme aussi assez souvent, dans la bile, des concrétions que l'on connaît sous le nom de *calculs biliaires*, affection sur laquelle M. le docteur Fauconneau-Dufresne a publié, il y a peu de temps, un fort bon mémoire (*Revue Médicale* 1841). Les causes de la formation de ces calculs sont restées jusqu'à présent fort obscures; il résulte seulement des recherches qui ont été faites qu'ils sont assez rares dans la jeunesse, que c'est en général vers l'âge de 30 à 40 ans qu'ils commencent à se développer, qu'ils sont plus fréquens chez les femmes que les hommes, et qu'ils sont surtout communs chez les vieillards. La vie sédentaire, le séjour trop prolongé au lit, la vie de cabinet, des veilles répétées et toutes les conditions qui peuvent ralentir le cours de la bile, paraissent en favoriser le développement. Aussi l'obstruction des conduits de la bile est-elle une cause puissante de leur formation. Cette affection est souvent héréditaire : je connais du moins un assez grand nombre de familles dans lesquelles elle se transmet héréditairement, dont presque tous les membres en ont été atteints, et même quelques uns à un âge assez jeune.

Il existe en général plusieurs calculs à la fois, et le plus ordinairement même une plus ou moins grande quantité. On en rencontre quelquefois beaucoup dans les conduits, les racines, et jusque dans les radicules les plus ténues du conduit hépatique; mais c'est surtout dans la vésicule du fiel qu'on en trouve le plus souvent d'accumulés en plus grand nombre. Quelquefois petits comme du sable très fin, ordinairement plus gros et pouvant même acquérir le volume d'un œuf de poule, ces calculs ont communément une forme arrondie, lorsqu'ils sont uniques ; mais lorsqu'il y en a plusieurs, et à plus forte raison un grand nombre, ils sont alors plus ou moins anguleux, et offrent des facettes qui correspondent aux points par où ils se touchent.

Ordinairement d'un brun plus ou moins foncé, leur couleur peut cependant varier beaucoup, suivant la proportion de matière colorante qu'ils contiennent. On en a rencontré, mais beaucoup plus rarement, de complètement blancs et presque transparens ; j'en conserve moi-même un certain nombre de cette nature, qui ont été expulsés à Vichy, par un malade, à la suite d'une colique hépatique survenue pendant qu'il prenait les eaux. On voit seulement, dans chacun d'eux, à travers leur couche extérieure, un ou plusieurs points noirs qui ne sont autre chose que les noyaux formés, comme nous le verrons plus bas, par de la matière colorante.

Les calculs biliaires sont le plus souvent presque entièrement formés de cholestérine et d'une proportion plus ou moins grande de la matière colorante de la bile. La cholestérine constitue presque à elle seule ceux qui sont blanchâtres et plus ou moins transparens ; la plupart en contiennent quatre-vingts et même jusqu'à quatre-vingt-dix-huit centièmes. Cependant on en rencontre quelques-uns dans lesquels la matière colorante prédomine ; on en a même trouvé qui étaient uniquement formés de cette matière.

La plupart des calculs biliaires se composent de trois parties : 1° de couches corticales ; 2° de stries radiées ; 3° d'un ou de plusieurs noyaux ; cette dernière partie est presque toujours uniquement formée par de la matière colorante. Mais par quel procédé chimique se forment ces

corps étrangers? C'est là une question à laquelle on ne peut répondre jusqu'à présent que par des conjectures. Voici, d'après M. Fauconneau-Dufresne, la plus vraisemblable : « La matière colorante, dit-il, insoluble par elle-
» même, est tenue en suspension dans la bile par la petite
» quantité de soude qui y existe. La bile contenant une
» quantité variable de matière colorante, celle-ci peut quel-
» quefois, par rapport à son dissolvant, se trouver en excès
» et se déposer. On sait que la matière colorante, dissoute
» dans une liqueur alcaline, est précipitée par les acides ;
» on sait, de plus, que quelques gouttes d'acide, ajoutées
» à de la bile, en séparent, au bout de quelques heures,
» de la cholestérine et des acides gras. D'après cela, ne
» pourrait-on pas expliquer, par une réaction acide que la
» bile aurait subie, le dépôt d'une petite quantité, soit de
» matière colorante, soit de matière grasse, et par suite le
» commencement de formation des calculs ? »

Mais, quelle que soit l'opinion que l'on adopte sur la manière dont se forment ces calculs, leur expulsion des voies biliaires est souvent la cause de crises que l'on a désignées sous le nom de *coliques hépatiques*, et, par la même raison, occasionne aussi assez fréquemment la jaunisse.

Ces crises, quelquefois peu douloureuses et d'une courte durée, prennent, dans certaines circonstances, et chez certaines personnes, un caractère de violence que l'on n'observe dans aucun autre genre de souffrance. Lorsqu'un calcul vient à s'engager dans les canaux biliaires, ce qui arrive presque toujours sans aucun symptôme précurseur, et au milieu du meilleur état de santé, les malades sont pris brusquement d'une douleur vive, lancinante, quelquefois déchirante, insupportable, et ayant son siége dans l'hypocondre droit, près de l'épigastre. Cette douleur, dont la violence décompose souvent à l'instant même les raits des malades, provoque de leur part des gémissemens continuels, et imprime à tout leur corps une agitation de désespoir, n'est pas ordinairement continue; tantôt elle diminue par instans d'intensité, pour redoubler ensuite; d'autres fois elle cesse même tout-à-fait pendant quelques secondes ou quelques minutes, et, lorsque les malades commencent à espérer qu'ils en sont débarrassés, elle reprend souvent avec plus de violence que jamais. Ils éprouvent, dans ces crises, toutes les tortures que l'on peut imaginer pouvoir être occasionnées par un corps étranger plus ou moins volumineux et plus ou moins inégal, qui, se trouvant engagé dans un conduit naturellement très étroit et souvent très irritable, est cependant nécessairement obligé de se frayer un passage, poussé qu'il est par les contractions de ce conduit qui cherche à s'en débarrasser, en même temps qu'il est retenu par le resserrement spasmodique de la partie de ce même conduit qu'il n'a pas encore parcourue, et cela jusqu'à ce qu'il tombe dans l'intestin, seul moment où la douleur cesse tout-à-fait, et souvent alors comme par enchantement, jusqu'à ce que, dans le cas où il en existe plusieurs, un autre vienne à s'engager. C'est enfin une sorte d'accouchement quelquefois accompagné de douleurs d'une violence insupportable. Dans quelques cas, les malades ont des intervalles de calme beaucoup plus longs, qui peuvent durer quelques heures et même se prolonger une journée entière, se renouvelant ainsi plus ou moins souvent pendant plusieurs jours de suite; mais, dans ces cas, est-ce toujours le même calcul qui occasionne le renouvellement des crises, ou ne sont-ce pas plutôt plusieurs calculs qui passent successivement? Quelquefois aussi, en même temps que la douleur se déclare à côté de l'épigastre, les malades se plaignent d'une autre douleur, tout aussi vive, dans le dos ou dans l'épaule droite, et même jusqu'au cou du même côté; j'ai même vu quelques malades se plaindre, dans ce cas, d'une douleur vive dans l'hypocondre gauche et dans le même côte de la poitrine. Enfin, pendant ces crises, l'épigastre et l'hypocondre droit deviennent si douloureux, que les malades peuvent à peine supporter le contact du plus léger vêtement.

A la suite de ces douleurs et même pendant leur durée, les malades sont souvent pris d'une jaunisse plus ou moins foncée, qui dure plus ou moins longtemps, et qui peut se renouveler à chaque nouvelle crise. Cette jaunisse se développe presque nécessairement, comme on doit le comprendre, lorsque les calculs sont engagés dans les canaux hépatique et cholédoque, toutes les fois qu'ils mettent un obstacle complet à l'écoulement de la bile; tandis qu'on ne l'observe pas ordinairement, à moins que la douleur ne soit assez violente et d'assez longue durée pour troubler la sécrétion biliaire, lorsqu'ils sortent de la vésicule et qu'ils sont seulement encore engagés dans le canal cystique.

Je ne crois pas nécessaire d'indiquer ici tous les symptômes qui peuvent accompagner ces crises; j'ajouterai seulement qu'il n'est pas rare qu'elles amènent des éructations acides et même des vomissemens qui semblent soulager les malades pour un instant. Tantôt ils ne rendent que des mucosités, tantôt ils rejettent des flots d'une bile jaune ou verte, et quelquefois même des calculs biliaires. Les exemples de calculs biliaires rendus par le vomissement sont assez rares; on n'en cite que quelques-uns. Parmi le grand nombre de malades affectés de coliques hépatiques que j'ai eu l'occasion d'observer, je n'en ai rencontré qu'un seul qui en ait rendu par cette voie. Je citerai cette observation qui n'est pas seulement remarquable par ce fait, mais aussi par l'intensité et la durée de la crise. Le sujet de cette observation est un Portugais distingué qui, après avoir occupé dans son pays une des hautes fonctions du gouvernement, et avoir été forcé de s'expatrier avec sa famille, sous le gouvernement de Don Miguel, fut pris, après quelques années d'exil et de préoccupations de tous genres, de coliques hépatiques très vives et presque toujours suivies d'une coloration ictérique plus ou moins foncée de la peau. Ce malade offrait, en outre, tous les autres symptômes qui accompagnent ordinairement cette affection. Mon confrère, M. le docteur Blache, qui lui donnait ses soins éclairés, pensa avec raison que les eaux de Vichy étaient le meilleur moyen à mettre en usage dans ce cas, et me l'adressa au mois de juillet 1840. A son arrivée, j'explorai avec le plus grand soin les organes abdominaux et notamment la région du foie. Le lobe gauche de cet organe offrait un peu de sensibilité à la pression, et dépassait légèrement le rebord des côtes; on excitait surtout une douleur assez vive dans un point très circonscrit de la région occupée par la vésicule biliaire, où l'on trouvait très distinctement, en enfonçant les extrémités des doigts un peu profondément, une tumeur ayant à peu près le volume et la forme d'un très petit œuf de poule.

Je soumis ce malade à l'usage des eaux en boisson et en bains, et je pus, grace à la tolérance de son estomac, en élever graduellement la dose en boisson jusqu'à 10 à 12 verres par jour. Après trois semaines d'un traitement suivi régulièrement et parfaitement supporté, il fut pris subitement d'une douleur vive à l'épigastre, avec vomissemens répétés d'un liquide verdâtre très abondant.

Ce ne fut que lorsqu'on avait déjà vidé deux cuvettes de ce liquide que le malade, dans un court intervalle de calme, put recommander d'examiner les matières vomies, disant qu'il avait senti passer quelque chose de dur qui lui avait gratté la gorge. Malheureusement on avait vidé les cuvettes dans les fosses d'aisance, et l'on ne put examiner que les matières qui furent vomies ensuite, dans lesquelles on trouva six calculs biliaires à facettes, de couleur un peu foncée, et dont un, un peu plus gros que les autres, avait le volume d'une noisette. Les vomissemens continuèrent accompagnés de douleurs spasmodiques des plus violentes qui se faisaient sentir dans la région épigastrique, et non moins vivement dans celle du dos, au bas de l'épaule droite. Il y avait si peu d'intervalle entre les crises qu'on était obligé de tenir constamment une cuvette prête à recueillir les matières vomies, et encore, pendant ces intervalles, le malade était-il tourmenté par un hoquet incessant, qui ne lui permettait pas de prendre un instant de repos. Cet état d'angoisses dura presque sans interruption, et souvent avec des redoublemens qui semblaient devoir épuiser le courage et les forces du malade, pendant onze jours de suite. Tous les moyens conseillés pour combattre ces crises furent mis en usage sans aucun succès. Je ne pus parvenir à éloigner un peu les vomissemens, et à procurer quelques instans de repos au malade, qu'en lui faisant garder constamment de petits morceaux de glace dans la bouche. Enfin les vomissemens furent si répétés que, pendant les onze jours que cette crise a duré, la femme du malade, qui lui a constamment donné ses soins, a calculé qu'on avait vidé cinquante-huit cuvettes plus ou moins pleines de matières vomies. Pendant tout ce temps, il n'y eut pas une seule évacuation par en bas; plusieurs lavemens donnés ne furent même pas rendus.

Malgré la violence et la durée de cette colique hépatique, le teint ne devint que faiblement ictérique; mais les traits étaient fortement altérés, et il y eut un amaigrissement considérable de tout le corps.

Il est probable qu'outre les six calculs biliaires qui ont été recueillis et que le malade conserve, d'autres furent expulsés dans les premiers vomissemens qui furent jetés sans avoir été examinés, puisque le malade nous dit avoir senti passer quelque chose de dur qui lui avait gratté la gorge. Quant aux évacuations alvines, qui ne se rétablirent d'ailleurs que quelques jours après la cessation de la crise, comme je ne pouvais avoir aucun doute sur la cause des douleurs que j'avais observées, je ne les fis point examiner.

Malgré l'épuisement dans lequel paraissait le malade à la suite de cette crise, il recouvra ses forces assez rapidement, et, après une quinzaine de jours de repos et d'un régime convenable, il retourna à Paris complètement rétabli. Cependant, je lui fis continuer chez lui l'usage de l'eau de Vichy en boisson. L'hiver se passa sans retour de crise, sans aucun dérangement dans sa santé et il revint prendre les eaux de Vichy pendant l'été de 1841. Depuis, ce malade a continué à se bien porter, et maintenant encore sa santé est parfaite.

Les calculs biliaires peuvent quelquefois s'ouvrir une voie artificielle, soit intérieurement, soit extérieurement. J'ai donné plusieurs années de suite, à Vichy, des soins à une dame chez laquelle la vésicule, distendue par des calculs biliaires, s'était ouverte à l'extérieur par suite d'une inflammation dont elle était devenue le siége. Elle avait rendu par cette ouverture une très grande quantité de calculs d'une couleur foncée et dont quelques-uns étaient très gros : j'en conserve un certain nombre qui m'ont été remis par cette malade. Lorsqu'elle vint à Vichy pour la première fois, l'ouverture, restée fistuleuse, fournissait de la bile en grande quantité ; c'était une véritable source de bile qui coulait continuellement et qui était assez abondante pour que la malade fût obligée de changer presque continuellement les serviettes dont elle la couvrait. Le foie était tuméfié et dépassait les côtes de plusieurs travers de doigt. On sentait surtout derrière les parois abdominales et tout autour de la région occupée par la vésicule une sorte de masse indurée très considérable, et qui semblait adhérer à la partie des parois où se montrait la fistule. Je ne cite ce fait que pour faire remarquer que malgré cette perte énorme de bile, la santé générale de la malade n'était pas mauvaise, qu'elle ne se plaignait pas de ses digestions qui se faisaient, me disait-elle, à peu près comme dans son état de santé, et qu'elle allait assez facilement à la garderobe. J'ajouterai qu'après une longue saison passée à Vichy, le foie ayant diminué de volume, surtout cette masse dure que l'on sentait derrière la fistule, et les canaux naturels de la bile s'étant probablement en même temps désobstrués, la fistule finit par se fermer; de sorte que l'année suivante, lorsque la malade revint à Vichy, il ne sortait plus une seule goutte de bile par cette voie.

Doit-on admettre qu'une variété de la colique hépatique ne soit autre chose qu'une névralgie ayant son siége dans le plexus hépatique? C'est là une opinion que M. Andral est porté à partager. Il se fonde surtout sur ce qu'il y a des individus chez lesquels l'ictère disparaît avec la douleur, sans qu'ils aient jamais rendu de pierre, et sur ce que ayant eu l'occasion d'ouvrir le cadavre d'un individu qui, peu de temps avant sa mort, avait eu une douleur très vive à la région du foie avec ictère, et chez lequel cet ictère durait encore lorsqu'il succomba, il n'avait trouvé aucune trace de calcul ni dans les canaux biliaires, ni dans la vésicule. On pourrait répondre à cela qu'on n'examine pas toujours avec assez de soin, ni un assez grand nombre de jours de suite, les matières fécales qui sont rendues après une colique hépatique, pour être certain qu'un petit calcul n'a pas échappé aux recherches, et que, bien qu'on ne trouve aucune trace de calcul ni dans les canaux biliaires, ni dans la vésicule, après la mort, quoique l'ictère existât encore au moment où elle est arrivée, cela ne prouve nullement qu'un calcul n'y ait pas existé. En effet, ce calcul qu'on ne trouve plus dans les canaux biliaires et dans la vésicule, ne peut-il pas être tombé récemment dans l'intestin? Le malade, dit-on, souffrait peu de temps avant de mourir, et l'ictère existait encore au moment de sa mort; mais, est-ce que l'ictère se dissipe toujours instantanément, dès que le corps étranger qui l'a occasionné est expulsé des voies biliaires ? Quoi qu'il en soit, il faut convenir qu'on observe quelquefois certaines crises hépatiques qui, par leur mode d'apparition, leurs retours presque périodiques, leur intensité et la nature de la douleur, ressemblent tellement à une névralgie, que cette opinion paraît très admissible.

Dans tous les cas de jaunisse et de coliques hépatiques, exception faite de la colique névralgique dont nous venons de parler, et en admettant, ce que je suis loin de contester, qu'elle puisse quelquefois exister; dans tous les cas, dis-je, de jaunisse et de coliques hépatiques, les eaux de Vichy sont certainement le remède le plus efficace que l'on puisse employer. Lorsque l'ictère est lié, par exemple, à un engorgement du foie, l'on comprend déjà que par l'action fondante et résolutive qu'elles exercent sur cet engorgement, elles doivent le faire disparaître. Nous avons vu aussi qu'elles peuvent agir sur la bile elle-même; qu'en en augmentant l'alcalinité, elles la rendent plus liquide et en facilitent, par conséquent, la circulation; qu'elles maintiennent sa partie colorante en dissolution, qu'elles l'empêchent de se déposer et, conséquemment, de former des noyaux, sans la présence desquels, peut-être, la cholestérine ne se séparerait pas de la bile pour former des calculs. C'est en effet cette séparation de la cholestérine qu'il faudrait pouvoir éviter; car une fois séparée de la bile et concrétée, cette substance n'étant pas saponifiable, ni soluble dans les alcalis, ceux-ci ne peuvent plus exercer d'action sur elle. Ce n'est plus, dans ce cas, qu'en fondant les indurations qui peuvent gêner la circulation dans les canaux biliaires, qu'en débarrassant ceux-ci, ainsi que la vésicule, d'autres élémens de la bile, qui peuvent les obstruer, et qu'en excitant la vitalité de tout cet appareil excréteur, que les eaux alcalines peuvent servir à en expulser les calculs biliaires; mais on conçoit qu'il est difficile alors que cette expulsion ait lieu sans déterminer à un degré plus ou moins fort, les crises hépatiques dont nous avons parlé plus haut.

Cependant l'alcalisation plus ou moins prononcée que l'on peut communiquer à la bile ne peut-elle pas, dans quelques cas, avoir une certaine action sur des calculs formés? Lorsque, par exemple, ceux-ci contiennent une proportion plus ou moins grande de matière colorante, et, à plus forte raison, lorsqu'ils en sont entièrement formés, ne peuvent-ils pas être attaqués par une bile très alcalisée, comme elle peut l'être, en effet, sous l'influence des eaux de Vichy? Cette bile fortement alcalisée, en baignant ces concrétions, ne peut-elle pas remettre en dissolution la matière colorante qui s'était déposée sous une influence contraire, et qui a concouru ensuite à la formation des calculs? Ne peut-elle pas au moins désagréger ces calculs, les réduire en fragmens, en une sorte de poussière, et en favoriser ainsi l'expulsion? Il n'est pas étonnant que l'on ait observé peu de cas de ce genre; car il est extrêmement rare que l'on examine avec assez de soin les matières rendues après une colique hépatique pour pouvoir constater de tels résultats. Cependant j'ai eu l'occasion d'en observer un très remarquable. Le sujet de cette observation était une dame du Hâvre, madame P.-W..., appartenant à une famille dans laquelle les maladies du foie sont très communes et se transmettent même héréditairement. Cette dame vint à Vichy en 1838, après avoir souffert du foie depuis plusieurs années et avoir éprouvé souvent des coliques hépatiques. Elle avait alors la région occupée par la vésicule du fiel, et même toutes les parties environnantes, beaucoup plus sensibles qu'on ne l'observe ordinairement dans ce cas, du moins dans les intervalles des crises; de sorte qu'il me fut très difficile d'apprécier exactement l'état du foie. Elle prit les eaux pendant six semaines, mais toujours avec quelques ménagemens, à cause de la sensibilité qu'elle continuait à éprouver dans la région du foie. Cependant, vers la fin de son séjour, son côté était un peu moins tendu et moins douloureux qu'à son arrivée ; elle se trouvait soulagée, mais non encore guérie. Peu de temps après son retour chez elle, elle éprouva des coliques hépatiques très vives, et, ainsi que je le lui avais recommandé, elle fit examiner avec soin et pendant longtemps après les crises les matières rendues par les selles, et elle recueillit une quantité vraiment prodigieuse d'une sorte de débris de couleur plus ou moins foncée dont elle m'a remis une certaine partie que je conserve. Ces débris, parmi lesquels on retrouve quelques fragmens distincts de calculs biliaires, et qui d'ailleurs en ont tous les carectères chimiques, sont comme s'ils avaient été broyés. Cette dame revint à Vichy en 1839, dans un état très satisfaisant, et depuis j'ai appris qu'elle s'était bien portée.

Mais les calculs biliaires étant, comme nous l'avons vu, le plus souvent formés, du moins en très grande partie, de cholestérine, et n'étant pas susceptibles, par conséquent, d'être attaqués, dans ce cas, par les alcalis, il en résulte qu'ils sont ordinairement expulsés tout entiers, sans aucune altération appréciable à leur surface. Les boissons alcalines peuvent alors en favoriser la sortie et empêcher qu'il ne s'en forme de nouveaux ; mais les crises que provoque ordinairement leur expulsion n'en sont pas moins inévitables, et l'on doit s'attendre à en éprouver tant qu'on n'a pas expulsé tous ceux qui peuvent s'être amassés dans les voies biliaires. Ce renouvellement des crises est pourtant un accident qui tourmente beaucoup la plupart des malades, qui ne comprennent pas que le remède qui doit les guérir soit impuissant pour l'empêcher. Cependant, d'après les détails dans lesquels j'ai cru devoir entrer sur la nature de cette affection, il est évident qu'une et même plusieurs crises, survenues pendant ou après l'emploi des eaux alcalines, ne prouvent nullement que ces malades ne guériront pas. En effet, n'y aurait-il plus qu'un seul calcul dans les canaux biliaires, qu'il peut encore, la veille même du jour où le malade doit être entièrement débarrassé, occasionner une crise des plus violentes, sans qu'aucun moyen puisse l'empêcher, et sans qu'on puisse non plus en rien conclure contre le succès du traitement.

Engorgemens de la rate.

Parmi les engorgemens de la rate que j'ai si souvent occasion d'observer à Vichy, il n'en est jamais qu'un très petit nombre que l'on puisse attribuer à une véritable inflammation de cet organe. Presque toujours ils paraissent être la conséquence de fièvres intermittentes dont les accès se sont renouvelés pendant un temps plus ou moins long. C'est pour cela que l'on trouve ces affections en si grand nombre dans tous les pays où ces fièvres règnent habituellement. Je dis qu'ils paraissaient être la conséquence de fièvres intermittentes; et, en effet, quand on en observe le développement, il est difficile d'admettre que, dans ce cas, le sang soit appelé dans la rate par une cause irritante dont cet organe serait le siége, comme cela arrive dans le cas d'une inflammation; il semble plutôt qu'il y soit en quelque sorte refoulé à chaque accès, au moment du frisson, lorsque toute la surface du corps pâlit, et que ce soit par suite de ce refoulement répété et du séjour plus ou moins prolongé qu'il fait, à chaque fois, dans les cellules dilatées de cet organe, qu'il finit par s'y coaguler et par former ces engorgemens. Cette opinion s'accorde d'ailleurs parfaitement avec les observations qui ont été faites par M. Facen (*Memoriale della medicina contemporanea*, 1841) sur le sang extrait dans les fièvres périodiques intermittentes, et qui lui ont appris que la tendance de la fibrine à se coaguler croît en raison directe du nombre des accès fébriles.

Ces engorgemens sont en général peu douloureux, et même le plus souvent tout-à-fait indolens. Les malades ne s'en plaignent pas ordinairement; ils ne se doutent même quelquefois de leur existence que lorsque, par leur volume, ils compriment les organes du bas-ventre, refoulent le diaphragme, et, par conséquent, troublent les digestions, gênent la respiration, et amènent quelques désordres dans les fonctions du cœur; ou bien lorsqu'ils s'aperçoivent de l'altération de leur teint. Ils présentent de grandes différences suivant leur ancienneté, leur volume, leur consistance et les altérations qu'ils peuvent avoir subies. Quelquefois la rate est si peu gonflée qu'on a de la peine à la trouver en enfonçant profondément les extrémités des doigts dans l'hypocondre; d'autres fois elle occupe le flanc qu'elle remplit et qu'elle soulève au point qu'à la vue seule on peut juger de l'étendue de son développement; enfin, dans quelques cas, surtout lorsque la fièvre a duré longtemps, elle s'allonge encore et prend une telle extension qu'elle descend jusqu'au pubis, s'étend en même temps à droite, dépasse la ligne blanche et va remplir toute la région hypogastrique et le flanc du côté droit; de sorte qu'il semble ne plus rester aux intestins qu'un très petit espace au-dessous du foie où l'on retrouve un peu de sonorité. Le ventre offre alors ordinairement un volume énorme, mais avec une saillie presque toujours beaucoup plus prononcée à gauche qu'à droite. Dans un certain nombre de cas, j'ai vu la rate abandonner complètement l'hypocondre et le flanc, pour venir se placer en travers au-dessus et derrière le pubis, de manière à exercer une gêne, une pression très incommode, sur les organes du bassin, et à pouvoir facilement tromper sur le siège et la nature de la tumeur à laquelle on a affaire, si l'on n'apportait pas une certaine attention à l'examen des malades, surtout lorsqu'on les palpe debout. Néanmoins ces engorgemens conservent toujours une certaine forme et un genre de résistance à la pression des doigts, auxquelles une main exercée peut toujours les reconnaître; et d'ailleurs, en faisant coucher les malades horizontalement, la rate remonte toujours un peu vers le flanc gauche, et sa forme devient alors tellement distincte de celle de tout autre organe, qu'il est difficile de se tromper. Enfin ces tumeurs de la rate, lorsqu'elles sont longtemps négligées et qu'elles ont acquis un très grand degré d'induration, deviennent quelquefois le siége d'un travail inflammatoire, et, par suite, de diverses dégénérations qui leur donnent alors plus ou moins de gravité, et qui font, comme on le comprendra sans peine, que les eaux de Vichy, non plus qu'aucun autre moyen, ne peuvent plus être complètement efficaces dans tous les cas, et qu'elles doivent même quelquefois échouer tout-à-fait.

En général, lorsque ces engorgemens sont récens, auraient-ils un très grand volume, à moins qu'ils ne tiennent à un trouble permanent de la circulation, comme dans certaines affections organiques du cœur, on en obtient facilement la résolution, sinon en une seule, au moins en deux saisons passées à Vichy, pourvu cependant que, dans l'intervalle d'une année à l'autre, de nouveaux accès de fièvre ne viennent pas détruire l'amélioration déjà obtenue; mais lorsque les malades ont eu un grand nombre d'accès de fièvre, lorsque surtout cette fièvre s'est renouvelée à certaines époques, pendant des années, comme on en voit de si nombreux exemples parmi les habitans de certaines contrées marécageuses, la guérison devient plus difficile et plus longue à obtenir. Il n'est même guère permis de compter sur une guérison complète, lorsque ces engorgemens, en même temps qu'ils ont envahi une grande partie ou, comme on en voit assez souvent des exemples, la presque totalité du ventre, ont acquis une très grande dureté. Que peut-on espérer, à plus forte raison, dans tous les cas où ils sont déjà le siége d'altérations organiques ? Je dois ajouter ici que j'ai ordinairement remarqué que toutes les fois que les engorgemens de la rate sont dus à une autre cause que des fièvres intermittentes, ils résistent beaucoup plus longtemps au traitement que ceux, beaucoup plus fréquens d'ailleurs, qui tiennent à cette dernière cause.

Ces engorgemens, surtout ceux qui sont produits par la fièvre, paraissant être presque entièrement formés par du sang qui s'est déposé dans le parenchyme de la rate, par suite des congestions successives déterminées par les accès de fièvre, et s'y est accumulé en se coagulant, il me semble que c'est bien ici le cas d'alcaliser les malades, de les saturer autant que leur état général peut le permettre, afin de rendre au sang coagulé la fluidité qu'il a perdue et de le mettre dans le cas de pouvoir être repris par les vaisseaux et reporté dans la circulation. Je crois du moins avoir remarqué que ces engorgemens guérissent d'autant mieux et d'autant plus vite que les malades ont pu être alcalisés davantage, et qu'ils l'ont été pendant un temps plus long.

Métrite chronique.

Je n'ai pas besoin de chercher à démontrer ici combien il est important de ne pas négliger l'inflammation chronique de la matrice. Tous les médecins savent que lorsque la tuméfaction, qui est un des caractères de cette affection, acquiert un certain degré d'induration, que cette induration soit bornée au col ou qu'elle s'étende à tout le corps de cet organe, l'on doit redouter que la maladie ne fasse encore quelques progrès, et qu'il ne s'établisse enfin là une affection organique contre laquelle, à moins qu'elle ne soit très superficielle, tous les moyens de l'art sont alors malheureusement presque toujours impuissans.

Il est facile de comprendre l'utilité, dans ce cas, de l'action fondante et résolutive des eaux de Vichy; mais on concevra aussi que les conditions essentielles de leur emploi, sont que la métrite ne soit plus à l'état aigu, et qu'il n'y ait point encore de dégénérescence cancéreuse. S'il existait sur le col de l'organe de ces simples ulcérations superficielles qu'on y trouve si souvent, surtout dans les cas de leucorrhée, et qui d'ailleurs n'ont rien d'abord de bien sérieux, il faudrait même les faire disparaître, soit par la cautérisation, soit par tout autre moyen, avant d'avoir recours à l'emploi des eaux. J'ai souvent observé d'excellens résultats de leur action contre l'affection qui nous occupe, surtout lorsque les malades ont bien voulu mettre de la persévérance dans le traitement, c'est-à-dire revenir aux eaux plusieurs années de suite, et prendre dans l'intervalle des saisons les précautions convenables pour éviter que la maladie ne fît de nouveaux progrès. L'abaissement même de la matrice, qui accompagne si souvent sa tuméfaction, et qui est principalement dû au poids plus considérable que cet organe a alors acquis, diminue presque toujours avec le gonflement; de sorte qu'en guérissant la métrite chronique, on a en même temps la chance de pouvoir faire cesser cet abaissement d'une manière plus ou moins complète.

J'ai également employé ces eaux avec un plein succès chez quelques femmes qui, arrivées à l'époque de la cessation de la menstruation, se plaignaient de pesanteurs à la matrice, d'irrégularités dans le retour des règles, et d'avoir souvent un écoulement muqueux et sanguinolent, et quelquefois même des pertes abondantes, mais chez lesquelles je m'étais assuré qu'il n'y avait aucune affection cancéreuse. J'ai donné des soins, entr'autres, à une dame du département du Loiret, âgée de quarante-neuf ans, qui se trouvait dans cet état, et qui avait, en outre, un très grand relâchement de la matrice, pour lequel on avait été obligé de lui faire porter un pessaire. Cette dame prit les eaux, mais seulement en bains et en boisson, pas de douches d'aucune espèce ; elle éprouva promptement de l'amélioration, et elle partit, après six semaines de séjour, dans un état beaucoup plus satisfaisant. J'avais fait supprimer le pessaire, et je lui recommandai de ne le remettre que dans le cas de nécessité absolue. Elle revint la saison suivante, ainsi que je le lui avais recommandé. Je lui trouvai alors l'apparence de la meilleure santé. Elle n'avait été obligée de remettre son pessaire que pendant quelques jours depuis la saison précédente. A l'exception d'un peu de pesanteur et de relâchement à la matrice qu'elle éprouvait encore, tous les autres symptômes dont elle se plaignait avaient presque entièrement disparu. Je lui fis cependant prendre encore les eaux pendant six semaines, et j'ai appris l'année d'après qu'elle n'avait plus ni pertes, ni aucun écoulement, qu'elle n'éprouvait même plus qu'un très léger relâchement de la matrice, et qu'elle ne sentait plus du tout le besoin de porter un pessaire.

Engorgemens des ovaires.

Je ne m'occuperai point ici des caractères auxquels on peut reconnaître ces engorgemens et les distinguer des autres tumeurs qui peuvent avoir leur siège dans le ventre. Je n'aurais rien à apprendre, à ce sujet, à mes confrères. Je dirai seulement que j'ai eu assez souvent l'occasion de voir à Vichy des malades qui portaient de ces tumeurs, quelquefois d'un très grand volume, très dures, presque toujours indolentes et plus ou moins mobiles, et que j'ai acquis la conviction qu'elles ne sont pas toujours incurables, comme on le pense généralement. Il m'a été démontré qu'en alcalisant fortement les malades, si on n'obtenait pas toujours la résolution complète de ces tumeurs, on arrivait souvent à une diminution notable dans leur volume et dans leur dureté, et qu'en général on pouvait améliorer plus ou moins sensiblement l'état des malades. Parmi un assez grand nombre de faits que j'ai observés, il en est quelques uns qui m'ont surtout vivement frappé, et que je crois devoir citer.

L'observation suivante appartient à une dame dont la maladie avait fait de trop grands progrès, et dont la santé générale était déjà trop altérée pour que je pusse espérer un très grand résultat du traitement; cependant il y eut un effet assez marqué sur la tumeur pour me donner l'espoir d'être plus heureux dans d'autres cas plus favorables. Cette dame qui habitait Roanne, et qui était âgée de quarante-cinq ans, vint à Vichy à la fin de mai 1833. Elle avait à la partie inférieure et gauche du ventre une tumeur qui, dans l'espace de cinq à six ans, avait atteint un volume considérable. Cette tumeur présentait tous les caractères d'un squirrhe et me parut appartenir à l'ovaire : elle semblait sortir du bassin, et elle s'élevait au-dessus du pubis sur lequel elle était appuyée. Elle avait la grosseur de la tête d'un enfant; elle était ronde, très dure et assez mobile. En l'embrassant à sa partie inférieure avec les deux mains, on la détachait du pubis, et on l'en éloignait d'environ un pouce avec assez de facilité. Elle n'était pas sensible à la pression; cependant, la malade ne pouvait pas marcher longtemps, ni même rester debout, sans éprouver une douleur assez vive, qui m'a paru tenir à ce que, dans cette position, cette tumeur était posée et appuyait de tout son poids sur le pubis. Cette malade ne put rester, cette année-là, qu'un mois à Vichy, et cependant elle trouvait déjà qu'elle était plus libre dans tous ses mouvemens, que la marche était plus facile, et qu'elle pouvait rester plus longtemps debout sans souffrir. La tumeur n'avait pas diminué sensiblement de volume, mais elle était évidemment beaucoup moins dure. Cette malade est revenue à Vichy en 1834, et, cette fois, elle a pris les eaux depuis le 27 mai jusqu'au 11 juillet. La légère amélioration qu'elle avait obtenue l'année précédente s'était maintenue pendant assez longtemps; mais depuis quelques mois elle souffrait un peu, et la marche était surtout très pénible, à cause des douleurs qu'elle déterminait dans la tumeur. Cette dernière n'avait cependant pas fait de progrès bien sensibles; elle avait seulement un peu moins de mobilité que l'année précédente. Je mis promptement la malade à un traitement assez actif. Elle but beaucoup, prit des bains dans lesquels elle restait long-temps, des douches et même des lavemens d'eau minérale. Au bout de quinze à vingt jours, la marche commença à devenir moins pénible et moins douloureuse. La tumeur était aussi plus mobile et un peu moins dure. Lors du départ de la malade, que je regrettai de ne pouvoir pas retenir plus longtemps, elle soutenait une marche assez longue sans se fatiguer; la tumeur me parut moins grosse, et en la pressant entre les deux mains, on était surtout frappé de la différence que l'on remarquait dans sa dureté, ce qui me permit de distinguer, pour la première fois, à son sommet, une sorte de plaque qui était restée très dure, et qui, sous ce rapport, faisait contraste avec le reste de la grosseur. On aurait dit qu'une partie de son enveloppe était devenue cartilagineuse.

Je n'ai pas revu cette malade depuis; il est probable qu'elle a fini par succomber à cette affection.

Mais, dans les deux faits suivans, la maladie étant beaucoup moins avancée, j'ai eu à constater des résultats beaucoup plus satisfaisans.

Une femme d'environ 40 ans, madame S...., de la Motte-Saint-Jean (Saône-et-Loire), et qui était obligée de travailler à la journée pour gagner sa vie, me fut adressée par M. le docteur Puzenat, de Charolles, le 17 juin 1335. Elle souffrait depuis longtemps de la partie inférieure gauche du ventre, tout-à-fait dans le bassin. On distinguait dans cette région, depuis huit à dix mois, une tumeur un peu plus grosse que le poing, ronde et mobile; elle semblait appuyée sur le pubis d'où on la déplaçait facilement. Pendant un mois que cette malade passa à Vichy, cette tumeur diminua un peu de volume et de dureté; elle diminua surtout d'une manière très sensible quelque temps après l'usage des eaux; mais à la fin de l'hiver suivant, elle fit de nouveaux progrès, et lorsque la malade revint à Vichy, le 21 juin 1836, je lui trouvai à peu près son volume primitif. Je fis faire à cette malade un traitement aussi actif que l'état de son estomac le permettait pendant environ un mois qu'elle put consacrer à son traitement, et lorsqu'elle partit je pus constater, sinon beaucoup moins de volume dans la grosseur, au moins une diminution très sensible dans sa dureté. Enfin, au mois de juillet 1837, lorsque cette malade vint à Vichy pour la troisième fois, je ne trouvai plus aucune trace de la grosseur, et j'appris qu'elle avait diminué graduellement après la saison précédente, et qu'elle avait entièrement disparu au bout de trois mois.

Madame T...., âgée de 38 ans, demeurant à Dracy-le-Fort (Saône-et-Loire), me fut adressée au mois de juillet 1838 par MM. les docteurs Daumas, de Givry, et Allier, de Marcigny. Elle portait dans le ventre une tumeur située au-dessus du pubis, de forme à peu près ronde, légèrement mobile de droite à gauche, dure comme le sont ordinairement les tumeurs squirrheuses, complètement indolente à la pression, sans aucune apparence de fluctuation, et ayant de sept à huit pouces de diamètre en tous sens. Pour toute cause à laquelle on pût attribuer le développement de cette grosseur, la malade se rappelait avoir fait une chute sur le côté deux ans auparavant; elle paraissait du reste d'une bonne et forte constitution, quoique un peu lymphatique. Cette tumeur occupait toute la partie moyenne du bas-ventre et donnait à celui-ci un volume considérable. Ne l'ayant pas suivie dans tout son développement, et la trouvant avec le volume et dans la position que je viens d'indiquer, il m'était difficile de lui assigner, avec certitude, un point de départ. J'ai pensé qu'elle devait appartenir à l'ovaire gauche, parce qu'elle tendait toujours un peu plus à se porter de ce côté-là que de l'autre, mais je n'aurais pas osé l'affirmer. Quoi qu'il en soit, la nature de cette tumeur n'étant nullement douteuse pour moi, et cette dame supportant très bien les eaux, convaincu d'ailleurs qu'elle ne parviendrait à s'en débarrasser qu'en s'alcalisant fortement, je les lui fis prendre à hautes doses, jusqu'à 15 et 20 verres par jour, et pendant cinq semaines de suite. Cependant, à son départ, on ne remarquait encore qu'une très légère amélioration. Cette dame revint à Vichy au mois de juin 1839. Je fus tout étonné de trouver sa tumeur diminuée de plus de moitié; elle était aussi infiniment moins dure. Je lui fis prendre les eaux avec la même activité que l'année précédente, et pendant le même temps. La tumeur perdit très sensiblement de son volume et de sa dureté pendant ce second séjour à Vichy, et la malade partit dans un état de santé très satisfaisant. Enfin madame T... revint encore à Vichy en 1840. Sa santé générale était parfaite, et la tumeur n'égalait pas alors la moitié du poing. Lorsque cette dame quitta Vichy, cette dernière année, après un mois de l'usage des eaux, sa tumeur, sans avoir entièrement disparu, était tellement réduite et avait si peu de dureté qu'il fallait la chercher et en connaître la situation, comme je la connaissais, pour la trouver.

Je dois ajouter, pour rendre aussi exactement que possible ce que j'ai observé, dans ce genre d'affection, de l'effet des eaux, que, dans quelques cas, rares, il est vrai, et surtout lorsque les tumeurs étaient très anciennes et très dures, les eaux, même employées à doses élevées et plusieurs saisons de suite, ne m'ont paru produire aucun effet sensible. Les tumeurs n'ont pas fait de progrès, mais elles n'ont diminué ni de volume ni de dureté.

En résumé, pour pouvoir obtenir la résolution plus ou moins complète des engorgemens des ovaires, il faut, surtout lorsque ces engorgemens ont une certaine ancienneté et sont très durs, une persévérance de plusieurs années, et pouvoir supporter un traitement un peu actif.

Engorgemens mésentériques.

On sait qu'après les inflammations des organes abdominaux, surtout celles du canal intestinal, qui ont duré longtemps ou qui se sont fréquemment renouvelées, on rencontre souvent, notamment chez les individus d'une constitution lymphatique, soit que ces inflammations aient entièrement disparu, soit qu'elles subsistent encore à l'état chronique, une sorte d'empâtement dans quelques points du mésentère ou même des engorgemens très distincts, appartenant manifestement à des ganglions mésentériques plus ou moins développés, et différant seulement par leur volume et leur dureté. On rencontre quelquefois sur le même individu un grand nombre de ces tumeurs glandulaires plus ou moins grosses, ordinairement rondes et très mobiles. Dans quelques cas même, elles acquièrent un volume très considérable.

J'ai vu quelquefois ces engorgemens céder avec assez de facilité à l'action des eaux; mais dans le plus grand nombre des cas, surtout lorsqu'ils sont anciens et qu'ils ont acquis une très grande dureté, ils ne se résolvent que très lentement, souvent après plusieurs années de traitement, et même parfois quelques-uns résistent tout à fait au traitement. Au reste, tout ce que j'ai dit de l'action des eaux dans les engorgemens des ovaires peut s'appliquer assez exactement à ceux qui nous occupent; seulement, dans ce dernier cas, ces engorgemens étant souvent une conséquence de quelque affection des intestins, l'état de ces organes doit toujours être pris en considération, afin de ne pas donner au traitement une activité qui puisse y déterminer une trop grande excitation. Je crois donc pouvoir me dispenser d'entrer ici dans de plus grands détails.

Affection scrofuleuse.

Les eaux de Vichy m'ont toujours paru produire d'excellens effets chez les scrofuleux. Sous l'influence de ces eaux, et après quelque temps de leur usage, leur appétit devient plus vif, leurs digestions se font mieux et plus régulièrement, leur teint s'anime, leurs chairs perdent de leur bouffissure et deviennent plus fermes ; leur ventre, s'il était auparavant gros et empâté, comme cela est si commun chez les enfans de cette constitution, acquiert de la souplesse, s'affaisse et revient à son état normal; enfin leurs forces se développent et ils reprennent sous tous les rapports l'aspect d'une meilleure santé. Lorsqu'ils ont eu des abcès qui suppurent encore, comme on en observe si souvent autour de la mâchoire inférieure, ces abcès prennent assez promptement un nouvel aspect. Les trajets fistuleux et les plaies qui résultent de leur ouverture, au lieu de cet aspect pâle et blafard qu'ils présentent ordinairement, deviennent d'un rouge vermeil et acquièrent bientôt tous les caractères des plaies de bonne nature. Enfin, ces eaux paraissent en général modifier d'une manière très heureuse toutes les inflammations chroniques de nature scrofuleuse, comme on pourra en juger par l'observation suivante, qui m'a beaucoup frappé par la promptitude des résultats obtenus. Une jeune fille de huit ans me fut adressée au mois d'août 1835, par M. le docteur Tellier, médecin au Donjon

(Allier). Cette enfant, d'une constitution lymphatique, avait un gonflement scrofuleux très considérable des ailes du nez et surtout de la lèvre supérieure qui était rouge, très dure et renversée. Elle avait en même temps une ophthalmie de même nature, avec une sensibilité excessive des yeux au contact de la lumière. Sa tête était constamment abaissée sur sa poitrine et elle tenait si exactement ses mains appliquées sur ses yeux pour les garantir de la lumière, que j'eus une peine extrême à m'assurer de leur état. Les paupières étaient gonflées et collées entre elles ; la conjonctive palpébrale était boursoufflée et rouge, mais non pas d'un rouge très vif, et cette rougeur s'étendait à la conjonctive oculaire où elle était seulement un peu plus diffuse. Son ventre était très gros et très tendu, sans que cependant il fût possible d'y distinguer des glandes engorgées. Au bout de très peu de jours de l'usage des eaux, qu'elle supporta parfaitement, tant en bains qu'en boisson, on remarquait déjà de l'amélioration dans son état. Le dixième jour du traitement, la rougeur des yeux avait considérablement diminué, et la malade supportait beaucoup mieux la lumière. Il y avait aussi incomparablement moins de gonflement et de rougeur aux ailes du nez et à la lèvre supérieure. Enfin, après seulement trois semaines de séjour à Vichy, les yeux étaient presque entièrement revenus à l'état sain ; elle n'était plus obligée de les cacher à la lumière, et tous les autres symptômes s'amélioraient aussi chaque jour d'une manière extrêmement sensible.

Mais il ne faut pas croire que l'on obtienne toujours une amélioration aussi prompte. L'on ne peut même ordinairement bien apprécier l'amélioration produite par les eaux dans ce genre d'affection que quelques semaines et quelquefois même beaucoup plus longtemps après qu'on les a prises. En général, les résultats se font sentir assez rapidement chez les sujets très jeunes, tandis que chez les individus déjà arrivés à un certain âge, surtout lorsqu'ils ont des engorgemens glandulaires anciens et très durs, comme on en observe souvent le long du cou ou ailleurs, sur le trajet des vaisseaux lymphatiques, ces résultats ne s'obtiennent qu'avec une lenteur extrême. Quelquefois même alors les engorgemens glandulaires, surtout ceux qui ont leur siége hors de la cavité abdominale, résistent plus ou moins complètement au traitement le plus actif.

Je n'ai pas besoin d'ajouter que les eaux de Vichy ne conviennent nullement dans le cas de phthisie, de même que toutes les fois que l'appareil pulmonaire est le siége d'une irritation un peu vive, surtout lorsque cette irritation est accompagnée de fièvre.

Chlorose ou pâles couleurs.

Il est peu d'affections contre lesquelles les eaux de Vichy aient un effet salutaire plus assuré que contre la chlorose, maladie si fréquente à l'époque de la puberté chez les jeunes filles d'une certaine constitution. Que cette maladie tienne à un certain état des organes de la génération ou à toute autre cause; qu'elle soit liée à un mauvais état des voies digestives ou à d'autres affections qui peuvent la compliquer, toutes questions que je ne crois pas nécessaire d'examiner ici, le fait est que ces eaux, soit par la seule influence sur le sang des chlorotiques de la petite quantité de fer qu'elles contiennent, soit par l'excitation imprimée à la vitalité de tout leur système vasculaire par l'action combinée de tous les élémens qui les minéralisent, la modifient de la manière la plus heureuse.

On ne s'aperçoit pas toujours immédiatement de leurs bons effets; du moins la pâleur persiste encore quelquefois assez longtemps; cependant bientôt, en général, l'appétit se développe, les digestions se font mieux, et les malades ne tardent pas à s'apercevoir qu'elles sont plus fortes et qu'elles peuvent marcher plus longtemps et plus vite, sans être aussi essoufflées qu'auparavant. Elles reprennent aussi plus de gaîté, et si la pâleur du visage subsiste encore, lorsqu'elles quittent Vichy, après un mois ou cinq semaines de séjour, l'amélioration de leur état n'en est pas moins déjà très sensible par la diminution ou la cessation plus ou moins complète de tous les autres symptômes. Mais ce n'est le plus souvent que quelques semaines et même quelques mois après la cure faite à Vichy, que, l'amélioration continuant à faire des progrès, les malades peuvent juger par la plus grande animation de leur teint, par la cessation des palpitations et de l'oppression pendant la marche, et par le rétablissement plus complet de leurs forces, de tout le bienfait des eaux.

Pour mieux faire comprendre les résultats que l'on peut obtenir dans ce cas, il me suffira de donner ici une des observations que j'ai recueillies.

Une jeune demoiselle du Nivernais, d'une constitution lymphatique, me fut amenée par sa mère, le 19 janvier 1834, dans l'état chlorotique le plus prononcé. Un an auparavant, et six mois après l'établissement de la menstruation, ses règles s'étaient supprimées, et, à dater de ce moment, tous les symptômes de la chlorose s'étaient manifestés. Lorsqu'elle arriva à Vichy, les règles avaient reparu depuis trois mois ; mais la chlorose n'en persistait pas moins, et elle allait même plutôt en s'aggravant qu'en s'améliorant. Sa pâleur était portée au dernier degré, et elle ne pouvait faire quelques pas un peu rapidement sans éprouver des palpitations et une très grande gêne dans la respiration. Son appétit était extrêmement capricieux, inégal et en général très peu prononcé. Le 28, elle éprouva un petit mouvement fébrile qui nous obligea à suspendre le traitement pendant quelques jours. Elle le reprit ensuite, et il fut continué jusqu'au 3 août. A cette époque, on remarquait déjà une amélioration très sensible dans tous les symptômes; elle digérait surtout beaucoup mieux, et elle avait repris une partie de ses forces. Cette demoiselle revint à Vichy, le 7 juillet 1835, et j'appris alors que sa santé avait continué à s'améliorer après la cure de l'année précédente, et que, deux mois après sa rentrée chez elle, elle était à peu près complètement rétablie; mais que depuis la fin du mois de mars elle ressentait encore quelques symptômes de son ancienne affection, notamment un peu de faiblesse dans les jambes, quelques douleurs de tête et quelques palpitations, lorsqu'elle montait un escalier. Néanmoins elle avait de la fraîcheur, incomparablement plus de forces que l'été précédent, dansait presque tous les soirs avec grand plaisir et sans trop de fatigue; enfin tous les symptômes qu'elle ressentait encore étaient vraiment si peu caractérisés qu'on pouvait la considérer comme étant à peu près rétablie. Elle prit encore les eaux jusqu'au 15 août, et elle partit dans l'état le plus satisfaisant. Depuis, cette demoiselle s'est mariée, et j'ai su qu'elle n'avait plus éprouvé aucun symptôme de chlorose.

Catarrhe vésical.

Nous avons déjà vu que les eaux de Vichy modifient très heureusement les membranes muqueuses affectées d'inflammation chronique, et qu'elles exercent surtout une action très marquée sur leurs sécrétions. Aussi sont-elles employées depuis longtemps avec succès contre les catarrhes chroniques de la vessie. Leur efficacité plus ou moins grande dans ce cas est cependant subordonnée, soit à l'ancienneté et au degré de gravité de l'affection catarrhale elle-même, soit aux complications qui peuvent exister, telles que la présence d'un corps étranger dans la vessie, sa paralysie ou une altération plus ou moins profonde de ses membranes ou de la prostate, ou seulement l'existence d'un rétrécissement du canal de l'urètre ou d'un obstacle quelconque au libre écoulement de l'urine, d'où il résulte, pour la vessie, une difficulté plus ou moins grande de se vider complètement, et souvent le séjour toujours fâcheux, dans ce cas, d'une partie de l'urine dans son bas-fond. Lorsque le catarrhe est encore à l'état muqueux, et que d'ailleurs la vessie est saine et son conduit excréteur libre, on voit ordinairement la sécrétion devenir promptement moins abondante, se modifier graduellement et revenir enfin à l'état normal, en même temps que les besoins d'uriner deviennent moins fréquens; et il suffit quelquefois, dans ce cas, d'une seule saison pour amener une guérison complète. Mais lorsque la sécrétion est à l'état purulent, et que l'affection est déjà ancienne, on conçoit qu'il faut un temps plus long pour modifier l'état de la membrane et ramener sa sécrétion à l'état normal; il faut souvent alors un traitement de plusieurs années. A plus forte raison, la guérison est beaucoup plus difficile à obtenir, lorsqu'il existe quelques unes des complications dont j'ai parlé plus haut. On peut encore, il est vrai, dans ces divers cas, et malgré ces complications, améliorer l'état catarrhal; mais il est évident que, pour obtenir un succès réel et durable, il faut avant tout s'occuper de faire disparaître, s'il est possible, ces complications. Ainsi, lorsqu'il existe un rétrécissement du conduit excréteur, il faut commencer par dilater ce conduit, afin de donner un libre cours à l'urine et d'en empêcher le séjour dans la vessie; si cet organe renferme un calcul, l'on ne peut espérer voir disparaître complètement le catarrhe que lorsque ce calcul aura pu être détruit par l'action des boissons alcalines ou extrait par une opération; enfin, lorsqu'il existe quelque altération profonde de la vessie ou de la prostate, le cas devient plus grave, car il n'est pas toujours alors au pouvoir de la médecine de triompher de ces affections.

Quelques mots sur l'emploi des douches dans les affections chroniques des organes abdominaux.

Je me suis déjà élevé, dans un autre mémoire, contre l'abus que l'on fait ordinairement des douches dans ces affections. Beaucoup de médecins, qui certainement changeraient d'avis s'ils avaient eu, comme moi, l'occasion d'en observer les effets, les considèrent comme un moyen très puissant, et les malades eux-mêmes sont tous si pénétrés de cette idée, qu'ils ne croiraient pas pouvoir guérir si on ne leur en donnait pas. Il semble à ceux-ci que cette eau qui leur tombe d'un point plus ou moins élevé sur le corps, soit sous forme de pluie, soit en jet plus ou moins gros, doive produire des effets merveilleux et guérir tous les maux. Si cette erreur de leur imagination ne devait jamais avoir de conséquences graves pour eux, je ne chercherais pas à combattre leur illusion, car il est quelquefois trop heureux qu'ils en conservent; mais je sais par expérience que, dans beaucoup de cas, les douches peuvent avoir des inconvéniens et entraîner même de graves accidens, et je crois devoir les signaler.

Je conçois parfaitement les douches comme moyen sudorifique, toutes les fois que des transpirations sont jugées nécessaires, comme, par exemple, lorsque l'on a à combattre des affections rhumatismales, et encore alors est-il nécessaire de les administrer avec beaucoup de soins et de précautions, afin surtout que, par l'excitation générale qu'elles produisent, elles ne puissent pas réveiller certaines irritations plus ou moins assoupies dans quelques organes essentiels; je conçois même qu'on y ait recours, mais toujours avec beaucoup de ménagemens, dans quelques cas d'engorgemens des organes abdominaux, lorsque, par exemple, il paraît utile de réveiller un peu la vitalité des organes malades; mais je ne reconnais nullement à ce moyen la puissante action fondante qu'on lui suppose généralement. En effet, je le demande, a-t-on jamais dissipé un engorgement avec des transpirations? Et, dans beaucoup de cas, ne doit-on pas craindre d'exciter trop les organes engorgés, ou de ranimer quelques inflammations plus ou moins anciennes des organes digestifs, qui ont été souvent la première cause du développement de ces engorgemens? Ce sont là des accidens que j'ai observés tant de fois que j'en suis arrivé à craindre excessivement l'action excitante des douches, par conséquent à ne les employer que très rarement, et jamais sans quelques craintes, surtout chez les sujets d'une constitution délicate ou très irritables. Cette opinion sur leur peu d'efficacité comme moyen fondant est d'ailleurs basée sur l'observation; car, dès le commencement de ma pratique aux eaux, j'ai cherché à m'éclairer sur ce point. Pour m'assurer si l'efficacité des eaux de Vichy, dans les cas d'engorgemens, devait être attribuée à l'emploi de ce moyen, ou si elle dépendait uniquement de l'alcalisation, j'ai traité comparativement des malades, dans des conditions à peu près semblables, les uns avec de l'eau en boisson, des bains et des douches, les autres avec seulement des bains et de l'eau en boisson, et j'ai constamment remarqué que ceux qui ne faisaient que boire et se baigner, pourvu qu'ils fussent habituellement alcalisés, guérissaient tout aussi sûrement et tout aussi promptement que ceux chez lesquels je faisais ajouter des douches à ce même traitement. Je crois donc, je le répète, que les douches doivent être employées avec beaucoup de discernement, et qu'elles ne sont pas applicables dans tous les cas, ni chez tous les malades.

Régime à observer pendant la cure.

Le succès du traitement dépend beaucoup du régime que les malades suivent pendant qu'ils font usage des eaux, et quelque temps après ; mais malheureusement il est souvent difficile d'obtenir d'eux qu'ils suivent, sous ce rapport, les conseils du médecin. Il est surtout à regretter qu'ils ne sentent pas toujours combien il est important d'observer la sobriété, même lorsque l'affection que l'on a à combattre a son siège dans les organes digestifs. Ils y trouveraient cependant le double avantage de mieux supporter les eaux et de reprendre plus promptement leurs forces ; car alors les alimens seraient nécessairement mieux et plus promptement élaborés. Non seulement ils mangent souvent beaucoup trop, mais en même temps ils font quelquefois usage d'alimens peu convenables. Aussi voit-on souvent l'urine devenir acide après les repas, bien qu'ayant été trouvée très alcaline avant de se mettre à table. Ils devraient particulièrement éviter avec soin tous les acides, et, sous ce rapport, supprimer le vin, ou du moins n'en boire que très peu et encore étendu d'une grande quantité d'eau. Il serait même bon, pour mieux lutter contre la tendance acide, toutes les fois du moins que la susceptibilité de l'estomac ne s'y oppose pas, qu'ils fissent usage d'un peu d'eau minérale aux repas, soit pure, soit coupée avec une certaine quantité d'eau douce. Ce serait d'ailleurs un moyen de donner plus d'activité au traitement.

Je terminerai par les réflexions suivantes :

Si les boissons alcalines sont le meilleur moyen de combattre les affections chroniques, comme il est difficile d'en douter, ne verrait-on pas moins de ces affections se prolonger indéfiniment et amener souvent des désordres qui les rendent alors tout-à-fait incurables, si, aussitôt que les affections aiguës, qui les précèdent ordinairement, sont calmées, l'on avait recours à des boissons alcalines et à des bains de même nature, dont on proportionnerait l'activité à l'état d'irritation dans lequel pourrait encore se trouver l'organe malade?

Ne devrait-on pas surtout éviter, dans ce cas, l'usage des boissons acides qui doivent nécessairement avoir pour effet de favoriser la coagulation de la lymphe, et de contribuer ainsi à l'engorgement des tissus?

De la saison la plus convenable pour prendre les eaux de Vichy.

Une opinion généralement adoptée, c'est qu'il faut prendre les eaux minérales pendant les mois les plus chauds de l'été, parce que, dit-on, une température élevée en favorise les effets.

Je crois que cette règle est beaucoup trop absolue et qu'elle doit comporter des exceptions. Je conçois parfaitement, par exemple, qu'une température un peu élevée soit utile, nécessaire même, lorsqu'il s'agit de certaines eaux minérales où l'on a pour but principal, ou d'appeler une éruption à la peau pour faire cesser une irritation ayant son siège dans un organe plus important, ou de provoquer des transpirations plus ou moins abondantes; mais cette manière d'envisager l'action des eaux ne me semble pas applicable à celles de Vichy. Ce ne sont pas là du moins les conditions essentielles des succès qu'on en obtient, et je crois même que les grandes chaleurs des mois de juillet et d'août, que les temps orageux qui règnent souvent à cette époque de l'année, sont plus nuisibles qu'utiles à la plupart des malades qui en font usage. En effet, les malades qui viennent à Vichy y sont souvent envoyés pour des affections chroniques des organes digestifs; or, ne sait-on pas que, sous l'influence des grandes chaleurs, ces organes sont beaucoup plus disposés à s'irriter que dans les saisons moins chaudes? Ces affections ne sont-elles pas, par cela même, précisément celles que l'on observe le plus communément dans les pays chauds? Ces inconvéniens des très grandes chaleurs pour les malades soumis à l'action des eaux de Vichy, ont été sentis de tout temps par les médecins qui les ont administrées; car autrefois on recommandait de les prendre dès le mois d'avril, d'en suspendre l'usage pendant les mois de juillet et d'août, et de les reprendre en septembre et en octobre. M. Lucas lui-même, qui avait une si longue expérience de leur emploi, s'exprime ainsi à ce sujet: « Dans les temps d'orage, les eaux de Vichy » doivent être bues avec précaution; elles se digèrent diffi- » cilement et elles occasionnent un ballonnement du bas- » ventre quelquefois très incommode, et tellement sensible » qu'il devient le signe certain de l'approche des orages.

» Dans les grandes chaleurs, époque ordinaire d'une plus » grande excitation du foie, et par conséquent des fièvres » bilieuses, il faut surveiller l'emploi des eaux de Vichy » pour ne pas augmenter cette disposition du foie. » (Note citée.)

Je crois donc que beaucoup de malades, surtout ceux ayant des affections du foie ou des organes digestifs, obtiendraient un meilleur résultat de l'emploi des eaux de Vichy s'ils n'attendaient pas, comme ils le font presque toujours, l'époque des grandes chaleurs pour les prendre, s'ils arrivaient, par exemple, dès le commencement de la saison, vers le 15 ou le 20 mai, ou, dans le cas où ils ne pourraient pas profiter de cette première saison, s'ils laissaient passer l'époque des très grandes chaleurs pour commencer leur traitement.

TABLE DES MATIÈRES.

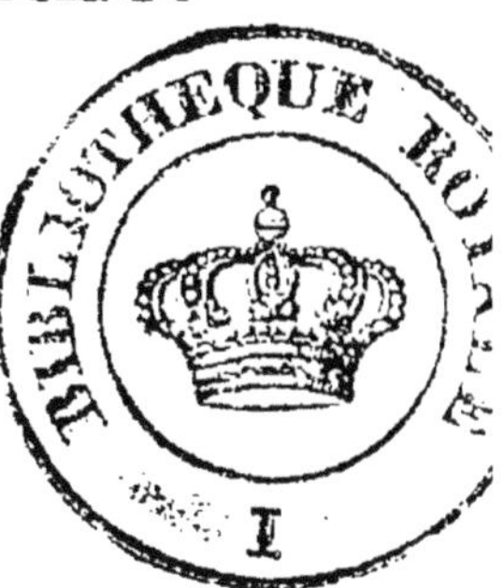

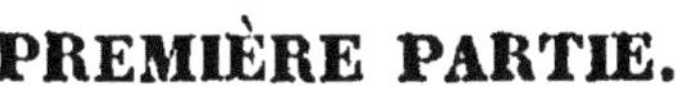

PREMIÈRE PARTIE.

DEUXIÈME PARTIE.

www.ingramcontent.com/pod-product-compliance
Ingram Content Group UK Ltd.
Pitfield, Milton Keynes, MK11 3LW, UK
UKHW021908260726
13966UKWH00006B/1281

9 782011 768537